小学生
中医药传统文化
教育系列读本

强身有术

沈 珺◎主编

《黄帝内经》曰：上古之人，其知道者，法于阴阳，和于术数，食饮有节，起居有常，不妄作劳，故能形与神俱。

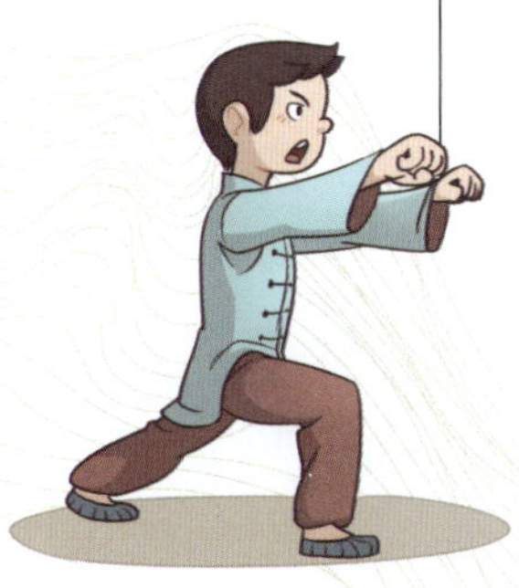

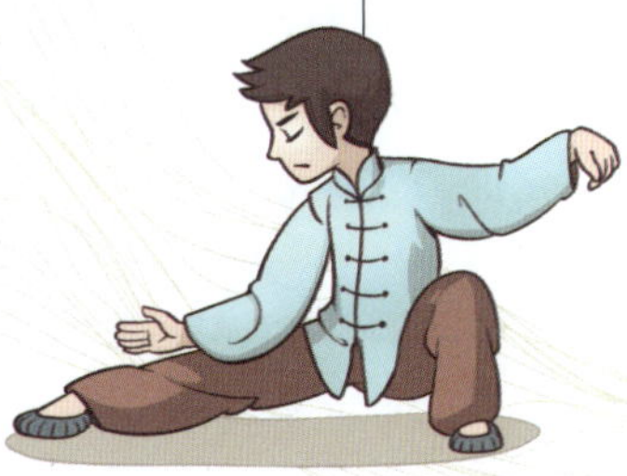

上海科学技术出版社
上海教育出版社

图书在版编目（CIP）数据

强身有术 / 沈珺主编. -- 上海 : 上海科学技术出版社 : 上海教育出版社, 2020.11
（小学生中医药传统文化教育系列读本）
ISBN 978-7-5478-5116-6

Ⅰ. ①强… Ⅱ. ①沈… Ⅲ. ①中国医药学一青少年读物 Ⅳ. ①R2-49

中国版本图书馆CIP数据核字(2020)第205751号

强身有术
沈珺 主编

上海世纪出版（集团）有限公司
上海科学技术出版社
上海教育出版社 出版、发行
(上海钦州南路 71 号 邮政编码 200235 www.sstp.cn)
上海中华商务联合印刷有限公司印刷
开本 787×1092 1/16 印张 3
字数：50 千字
2020 年 11 月第 1 版 2020 年 11 月第 1 次印刷
ISBN 978-7-5478-5116-6/G·1007
定价：28.00 元

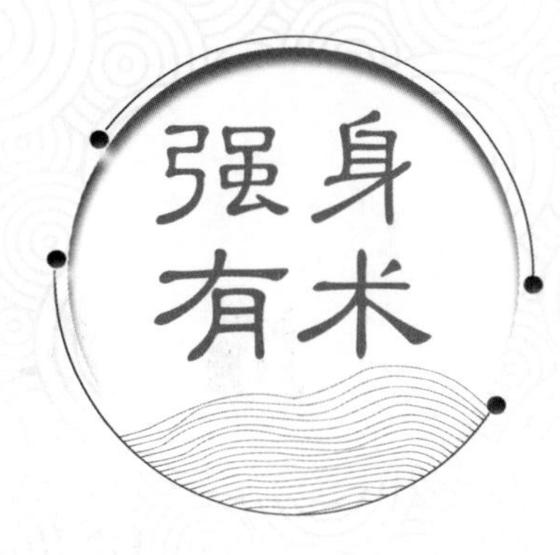

《强身有术》编写组

主　编　　沈　珺

副主编　　陈晓苗

编写人员　沈晓东　陈佳咪　何景立　郑　青

推荐语

一株小草改变世界，一枚银针联通中西，一缕药香跨越古今……中医药学是我国原创的医学科学。它朴实无华，起源于我们祖先的生活实践，千百年来从我国传统文化丰腴的母体中源源不断地汲取着养料，慢慢积淀了深厚的内涵和功力，佑护着中华民族的繁衍昌盛和健康。

宝贵的中医药文化需要传承、创新和发展。近年来，中医药文化进校园已成为弘扬和传承中华优秀传统文化、普及中医药文化知识、提升青少年的文化自信与健康素养的重要措施。上海的一些中小学和校外教育机构通过校本课程和创新实验室等形式，组织了丰富多样的科普活动，帮助学生在了解传统中医药学的知识、感受中医药文化无穷魅力的同时，促进其与现代健康理念、运动健身、合理膳食和心理健康的全面融合，养成文明健康的生活习惯。

这套“小学生中医药传统文化教育系列读本”，反映了各具特色的上海中医药教育成果，图文有趣生动，适合小学生口味，值得推广。

倪闽景

2020 年金秋

（倪闽景为上海市教育委员会副主任）

致小读者

亲爱的同学：

提起中医药，你会想到什么？是年逾古稀的老中医，还是苦涩难咽的汤药丸药？其实，这样的联想失之偏颇。中医药是一种文化，它早已融入我们民族的血脉之中，渗透于日常生活的方方面面。无论是运动起居，抑或是衣食住行，我们都在不知不觉中分享着博大精深的中医药文化的智慧之果。

中医药学是我国原创的医学科学，是我们祖先在长期的生活和生产实践中发掘并不断丰富的宝藏。习近平总书记指出："中医药学包含着中华民族几千年的健康养生理念及其实践经验，是中华文明的一个瑰宝，凝聚着中国人民和中华民族的博大智慧。"一部人类文明发展史，记载了各种医学、药学的诞生与消亡，唯独中华民族创造的中医药学，拥有完整的理论基础与临床体系，历经数千年风雨而不倒，根深叶茂，为中华民族的繁衍昌盛做出了巨大贡献，对世界文明的进步产生了重大影响。当今时代，随着科学技术的迅猛发展，越来越多的医学专家意识到，中医药学的基本理念和方法与未来医学发展方向高度一致，是最有希望成为以我国为主导取得原始创新突破、对世界科技和医学发展产生重大影响的学科领域。中医药学的理论价值和神奇疗效，正不断为国际社会所重视，在许多国家和地区掀起了"中医热"。

在这样的宏观背景下，2019 年 10 月，党中央和国务院再次明确提出：切实把中医药这一祖先留给我们的宝贵财富继承好、发展好、利用好。传承创新发展中医药是新时代中国特色社会主义事业的重要内容，是中华民族伟大复兴的大事。实施中医药文化传播行动，把中医药文化贯穿国民教育始终，使中医药成为群众促进健康的文化自觉。

这套“小学生中医药传统文化教育系列读本”，就是为小学生了解中医药传统文化，汲取生活中的中医药常识，学会用中医药学的理念关爱自己、关心家人，而专门组织中医药专家和学校老师共同编撰的。每一册读本的主题都是在一些学校多年开设相关课程的基础上精选而成，聚焦于小学生的视域，伴随着时代的脉动。这套读本将中医学关于人与自然和谐相处的辨证思想、中国历史上的名医名方、中医药对生活和人的身心影响、简单方便易于上手的中医保健和治疗方法等，融入有趣的故事和活动中，让我们的小读者通过阅读和体验，不仅得到科学精神的熏陶，学到中医学思想与方法，更能唤起并不断加深对祖国、对生活、对生命的热爱。

亲爱的朋友，建议你在阅读过程中随时记下自己的点滴收获和体会，并与同伴分享和交流。如果有什么新的发现和好的建议，别忘记及时告诉编写团队的大朋友，让我们为传承和弘扬中医药优秀传统文化而共同努力吧！

你的大朋友 陳凱先

2020 年初夏

（陈凯先为中国科学院院士，上海市科学技术协会原主席，上海中医药大学原校长）

目录

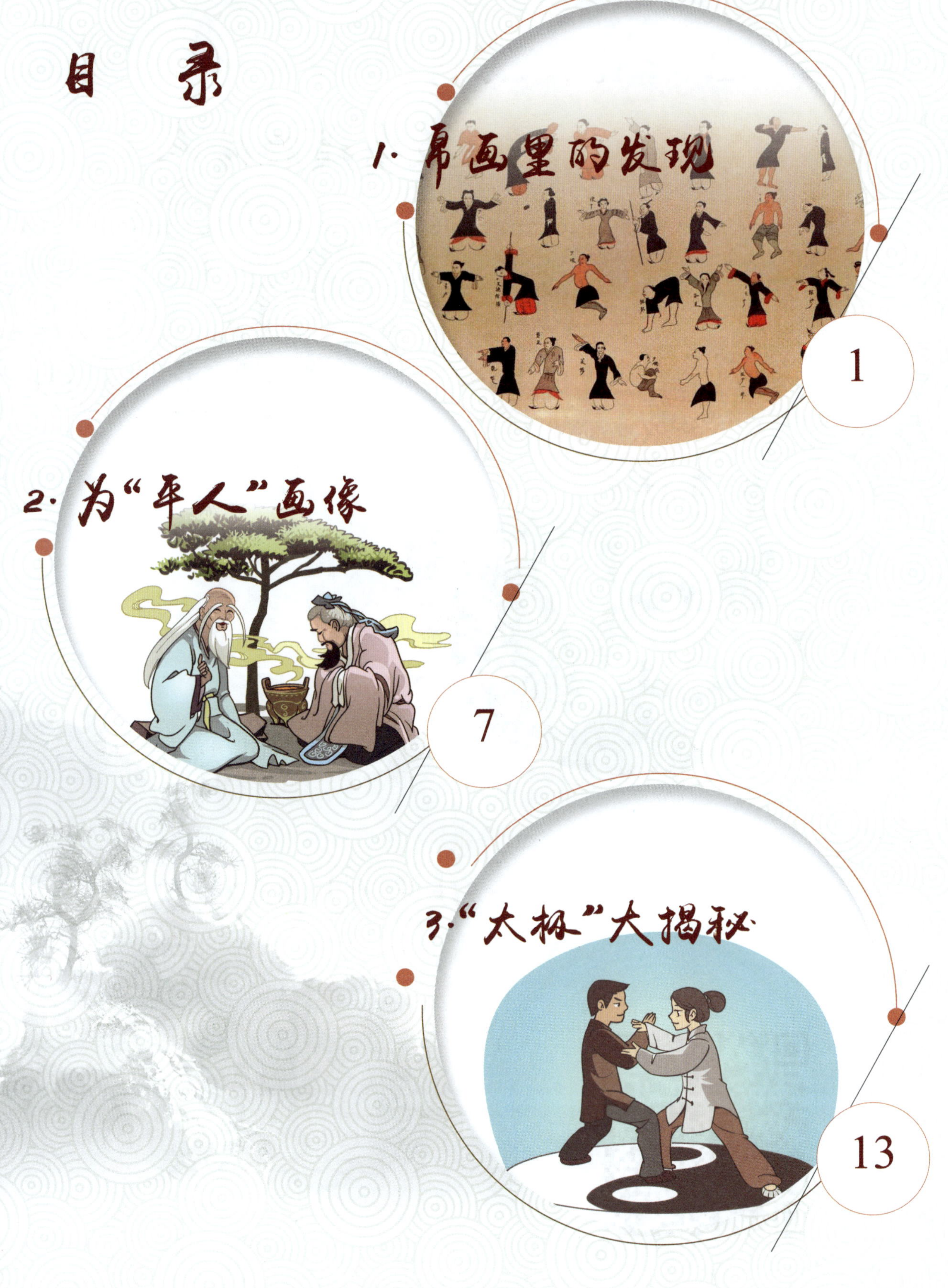

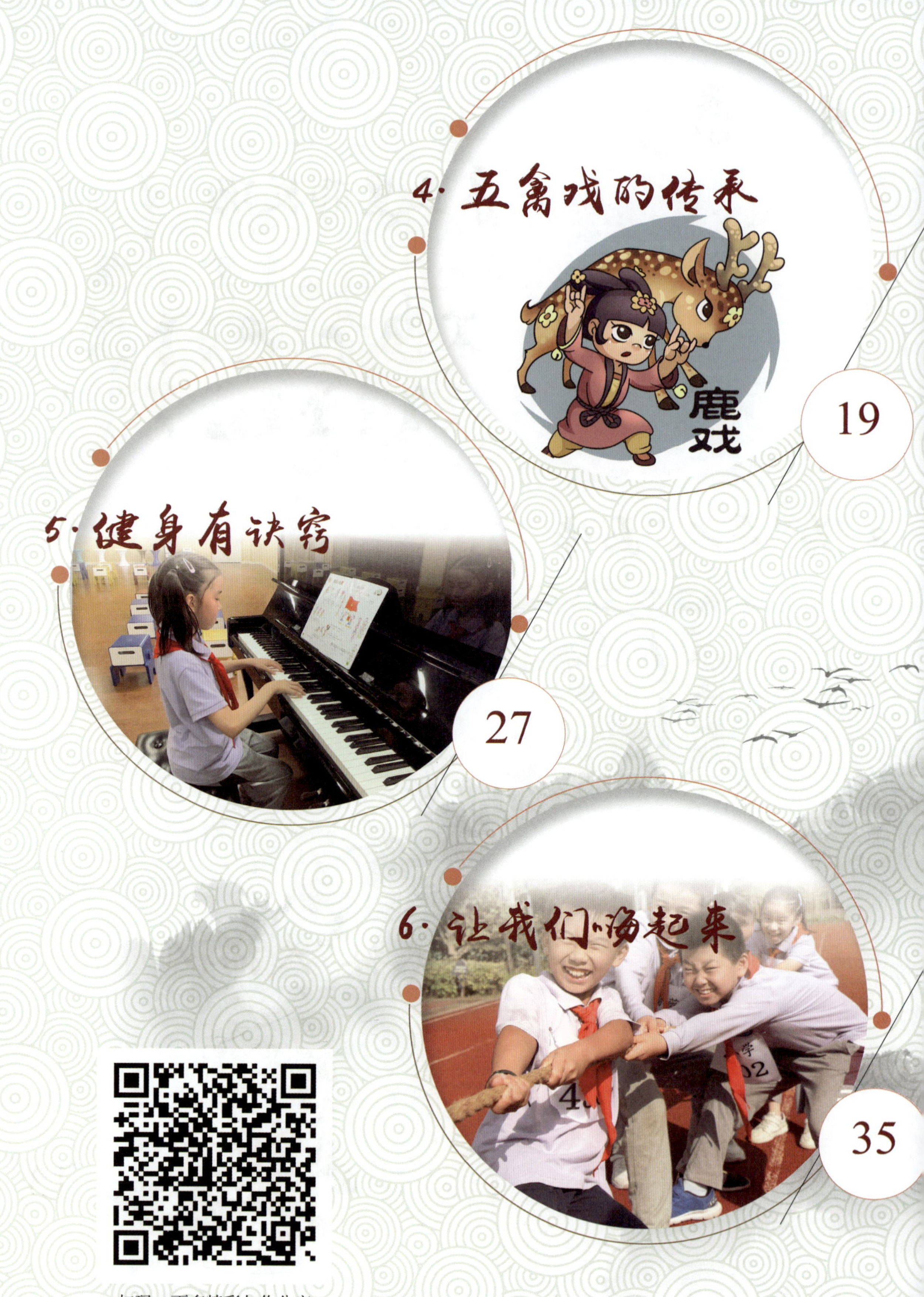

扫码，更多精彩与你分享

1. 帛画里的发现

1973 年，湖南长沙马王堆三号西汉古墓出土的帛画《导引图》是我国现存最早的医疗体育保健图谱。《导引图》中的 44 个人物，男、女、老、幼均有，或着衣，或裸背，皆为工笔彩绘。每个人做出不同的姿态，有的模仿动物的形态，有的模仿日常劳作的动作，大部分人像旁都有文字说明。

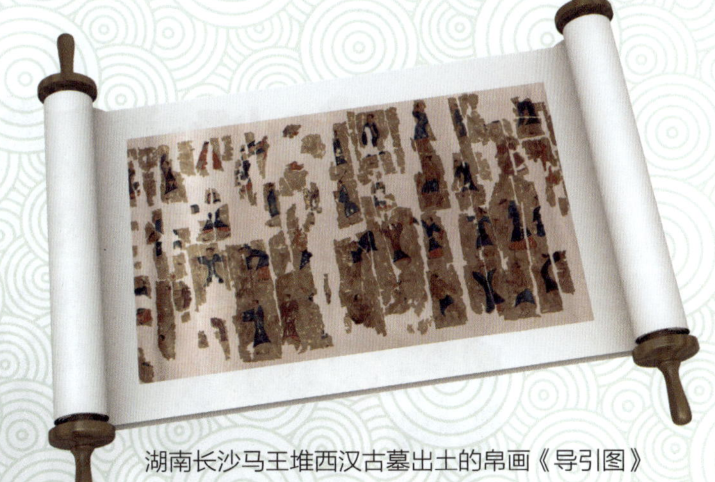
湖南长沙马王堆西汉古墓出土的帛画《导引图》

你能从复原后的《导引图》上找到熟悉的身影吗?

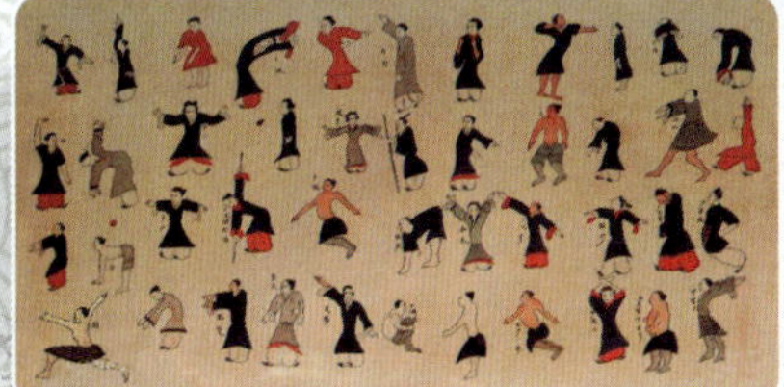

我国古代医家对“导引”一词的解释各有不同，其中晋代李颐认为“导引”有两层意思，即“导气令和”和“引体令柔”，可以理解为是一种呼吸运动和躯体运动相结合的医疗保健体操。我国的第五套广播操中的八个动作都可以与《导引图》中的部分动作相对应，锻炼全身各个部位。比如，上肢运动的动作有“龙登”，冲拳运动的动作有“鹞”，扩胸运动的动作有“鹞背”，体侧运动的动作有“螳螂”，腹背运动的动作有“仰呼”“伸”等。

《导引图》生动地反映 2000 多年前中国古代医疗体育的真实情况，为后来中医导引术的发展提供了丰富的借鉴和指引。我们现在流传下来的很多功法，如“五禽戏”“八段锦”和“易筋经”等都可以在这幅帛画中找到原形和线索。

《吕氏春秋》中写道："流水不腐，户枢不蠹。"意思是说，流动的水不会腐败，转动的门轴不会被虫蛀。我们的祖先就是从这些自然现象中领悟到"动则身健，不动则体衰"的道理，知道运动锻炼是一种促进气血通畅、保持身体健康的重要方法。

远古时期的"广场舞"

远古时期，我们的祖先过着群居生活，大家一起狩猎，一起吃饭。闲暇时，还聚在一起唱歌、跳舞，这些舞蹈堪称远古时代的"广场舞"。

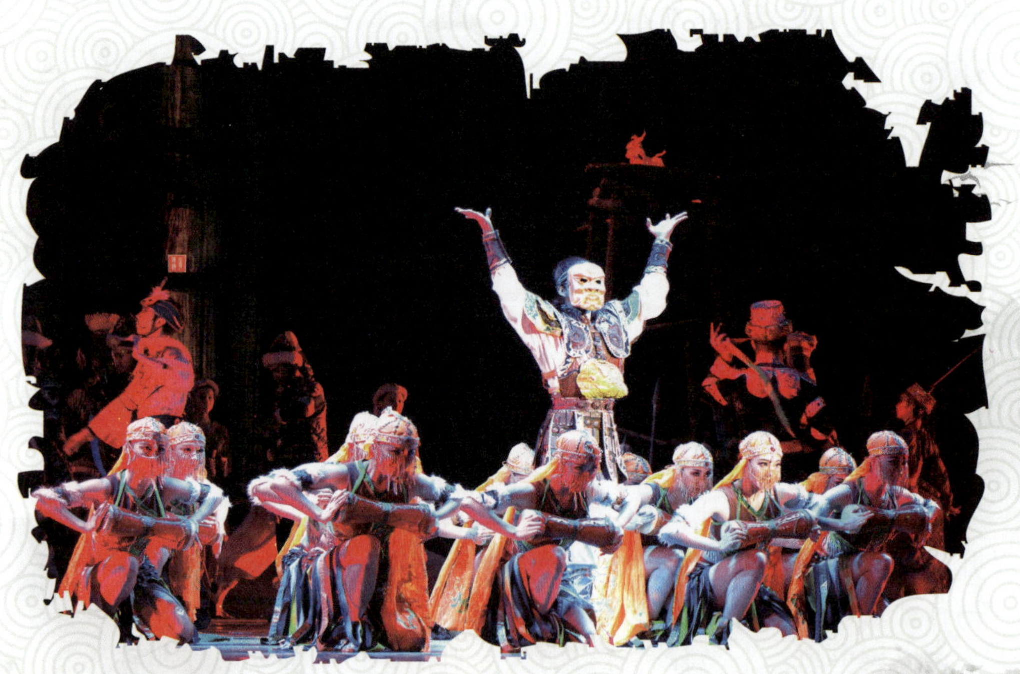

远古时期的"广场舞"

距今几千年前的甲骨文中，"舞"字的字形形似一个人拿着牛尾巴在跳舞，表明当时舞蹈的原始形态。据考证，最早的舞蹈起源于劳动、祭祀、求雨等活动，而后其中一部分逐步发展成全民娱乐性舞蹈。这些舞蹈动作古朴、简单，模拟各种鸟兽动作或狩猎活动，成为后期许多中医功法的雏形。

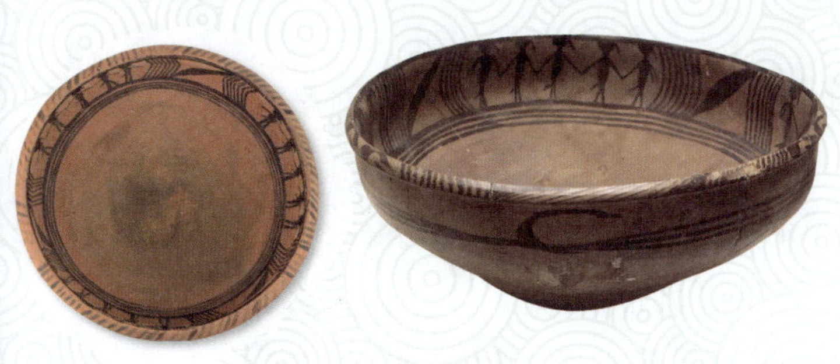

这是新石器时代的舞蹈纹彩陶盆，于1973年出土，是古人盛水的容器，现收藏于中国国家博物馆。

画中人物五人一组，“相与连臂，踏地为节”，手拉手，迈着有节奏的步伐，描绘出我们先民跳古代“广场舞”时率真而质朴的样子。

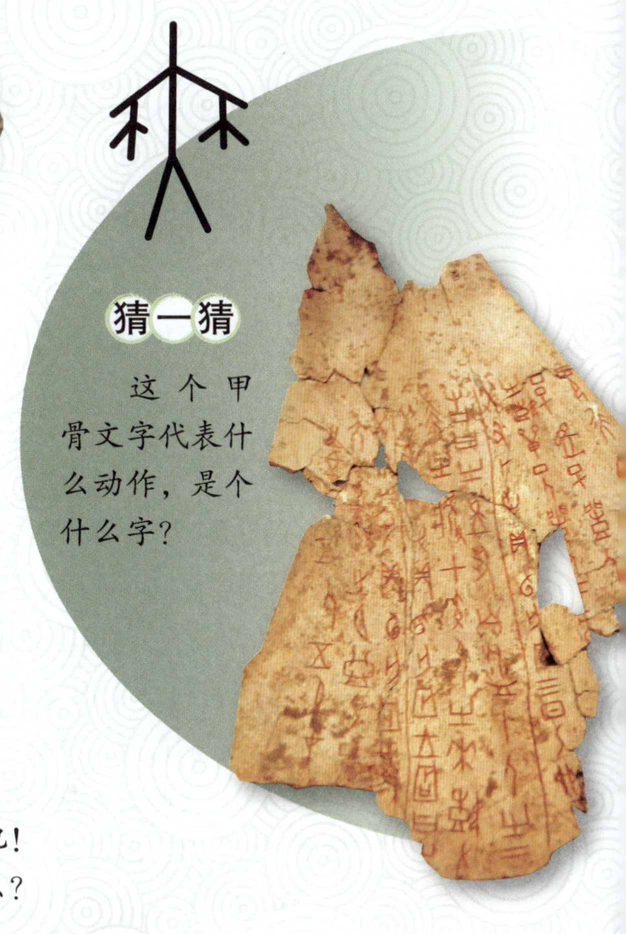

猜一猜

这个甲骨文字代表什么动作，是个什么字？

让我们模仿一下《引导图》里的动作吧！说说你觉得做什么动作最舒服，为什么？

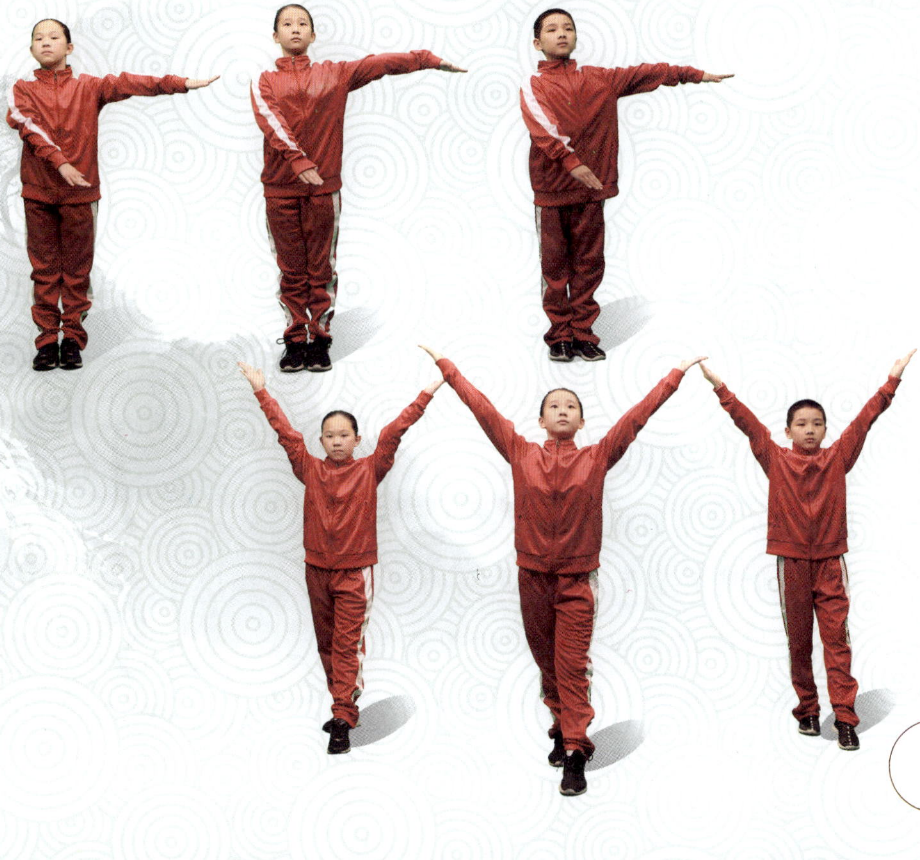

古人的强身智慧

《黄帝内经》是中医学最早的经典著作，位居中医学四大经典之首。冠以“黄帝”之名，显为崇古依托，以此说明中医药文化发源之早。

> 昔在黄帝，生而神灵，弱而能言，幼而徇齐，长而敦敏，成而登天。乃问于天师曰：“余闻上古之人，春秋皆度百岁而动作不衰；今时之人，年半百而动作皆衰者，时世异耶？人将失之耶？”
>
> 岐伯对曰：“上古之人，其知道者，法于阴阳，和于术数，食饮有节，起居有常，不妄作劳，故能形与神俱，而尽终其天年，度百岁乃去。今时之人不然也，以酒为浆，以妄为常，醉以入房，以欲竭其精，以耗散其真，不知持满，不时御神，务快其心，逆于生乐，起居无节，故半百而衰也。”
>
> ——《黄帝内经》

这部伟大的经典医著多以黄帝与臣子的对话，告诉我们古人强身的智慧。如《黄帝内经》开篇，黄帝问岐伯：“我听说上古时代的人，年龄超过百岁，行动还没有衰老的现象；现在的人，年龄刚至半百，动作却衰弱无力。这是由于时代环境不同造成的，还是因为今天的人们违失了养生之道造成的？”

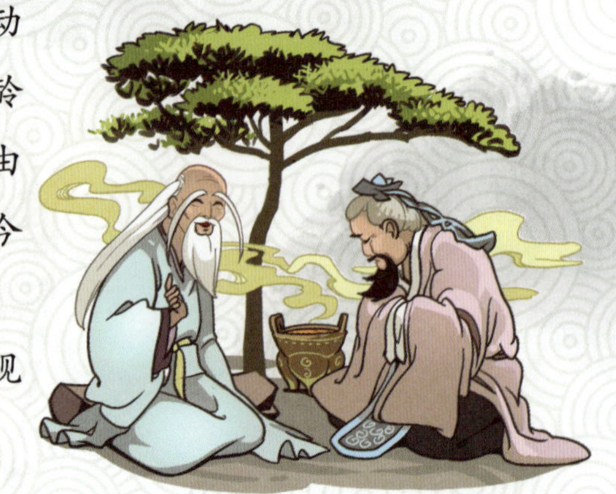

岐伯给出了回答，他的回答对现代人强体健身依然具有指导意义。

智慧 1 法于阴阳

意思是人应该顺应大自然变化规律，以增进健康，运动即是这样。

同学们应该在白天
阳光好的时候
参加运动

同学们要运动有
度，既不能太过，
也不要太少

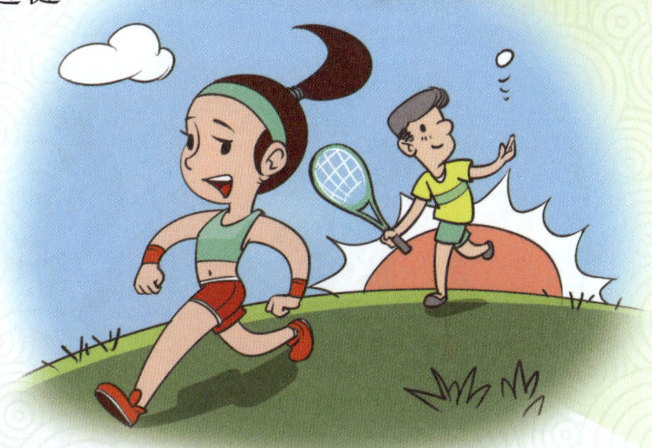

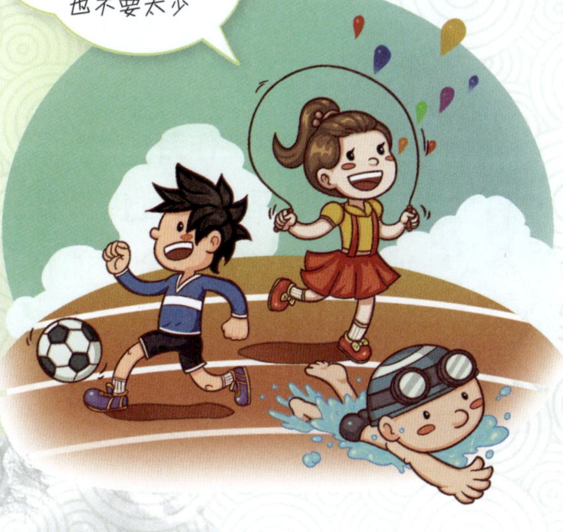

智慧 2 和于术数

意思是适当运用调摄精神和锻炼身体的方法，所选择的运动项目要适合自己身体的需求。

智慧 3 食饮有节

意思是我们饮食要有节制、节律、节度，注意食量适中、饮食合宜、适时进食、因地摄食、因人而食。

同学们看到美食要
节制，不暴饮暴食，
更不能偏食

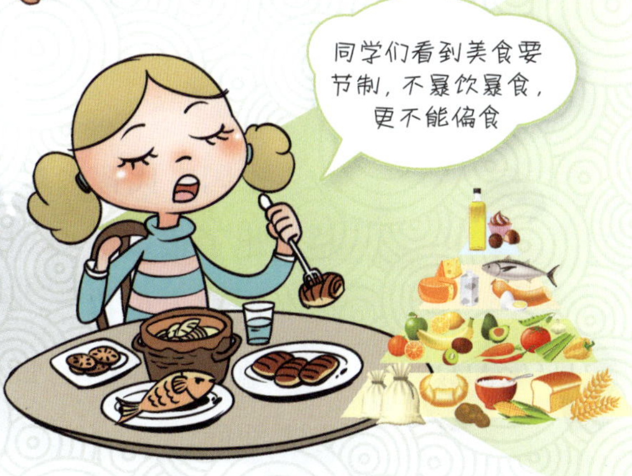

智慧4 **起居有常**

意思是我们的作息及着衣要遵循规律、合乎常规。

同学们要知道“早睡早起身体好”，合理安排作息时间

同学们在劳动或运动过后，要注意休息、及时补充水分，劳逸结合

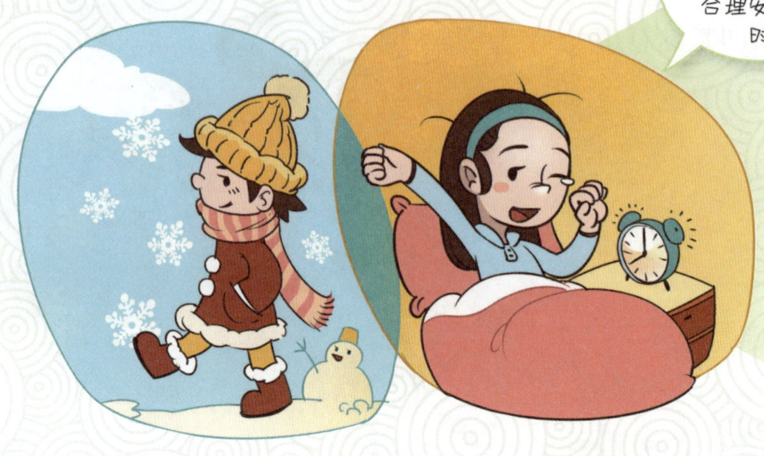

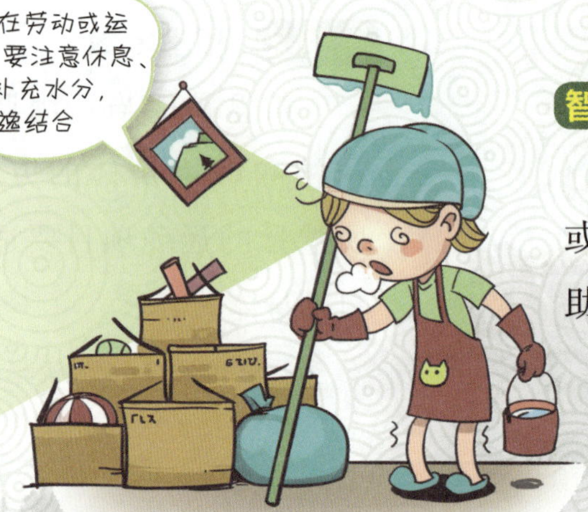

智慧5 **不妄作劳**

意思是不要过度劳作或运动，劳逸结合才能帮助我们保持身体健康。

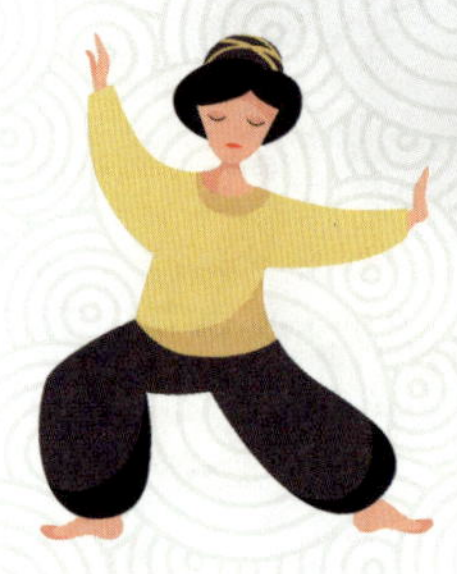

中国古代智者对运动强身有很多深入的思考，总结出了很多经典理论，这些理论的精华部分到现在还被人们推崇、实践。中医学强身运动的智慧，蕴含在我们的日常生活中，涉及我们生活的方方面面。

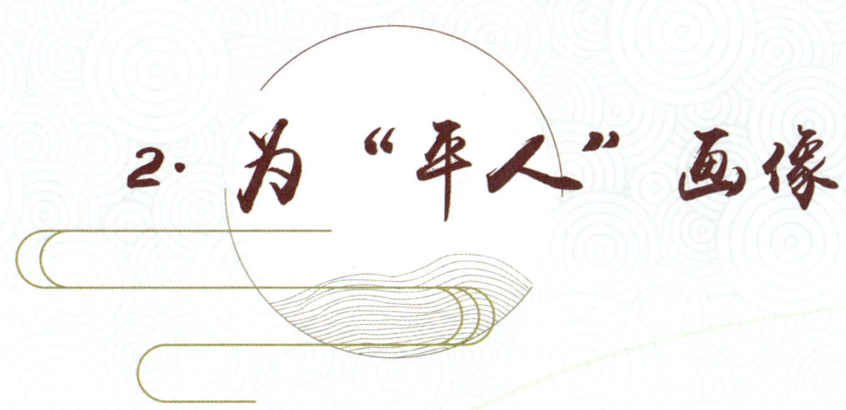

2. 为“平人”画像

《黄帝内经》中，“平人”这个名词出现多次，可见是个重要概念，岐伯曰：“平人者，不病也。”“平”是阴阳平和、血气调和的健康状态，处于这种良好身心状态的人称为“平人”。

《黄帝内经》描述的“健康人”

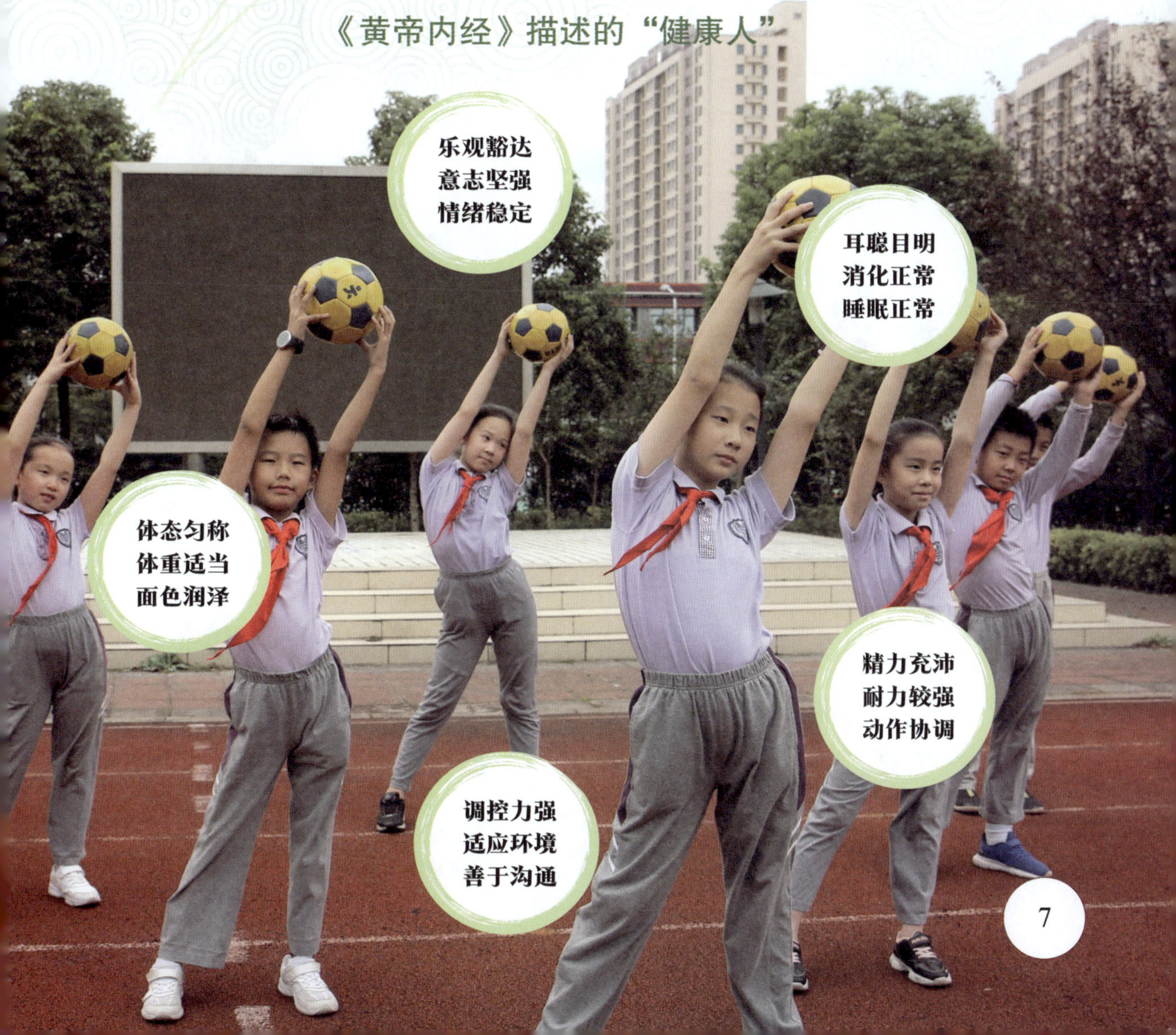

乐观豁达
意志坚强
情绪稳定

耳聪目明
消化正常
睡眠正常

体态匀称
体重适当
面色润泽

精力充沛
耐力较强
动作协调

调控力强
适应环境
善于沟通

我们常常用“精神饱满”这个词来形容一个人的精神状态。中医学认为，人的外在精神面貌是有其内在生理基础的。所谓“精”，指的是生命本质所在，而“神”是“精”的外在显现，精满则神全。健康的人应该“动以养形、静以养神”，动静结合、阴阳平衡，才能达到“平人”境界。

南宋文学家陆游（1125—1210），一生笔耕不辍，诗词文俱有很高成就，是深受人们喜爱的大诗人。他幼年多病，年轻时身体非常瘦弱。可是人们读了他的很多诗文以后，发现他竟然是一位长寿“平人”。他的养生秘诀是坚持参加田间劳作，做家务，爬山登高和长啸。

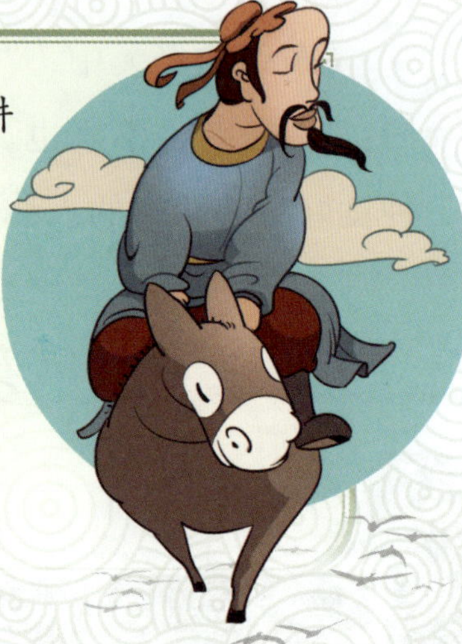

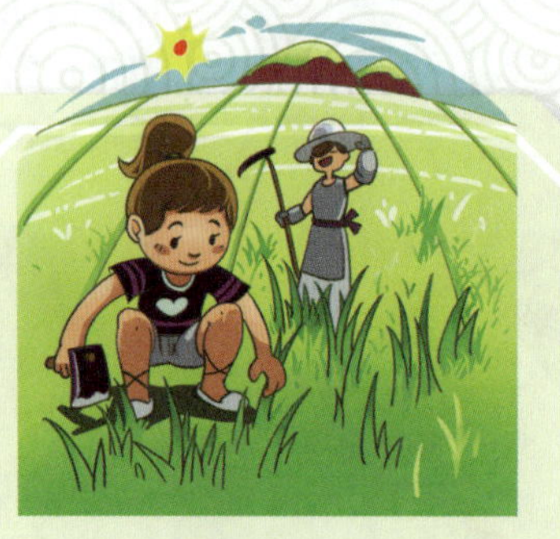

田间劳作

“行遍天涯千万里，却从邻父学春耕。”

在田间进行一些体力劳动，能锻炼身体、增强体质。

做家务

“一帚常在傍，有暇即扫地。既省课童奴，亦以平血气。按摩与导引，虽善亦多事。不如扫地法，延年直差易。”

扫地的好处可真不少，可以经常扫扫地。

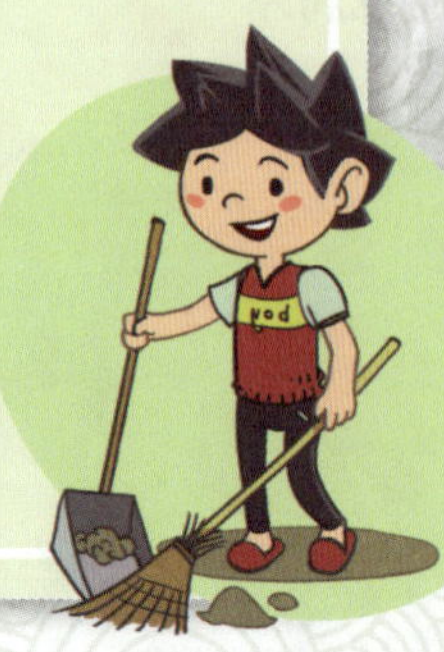

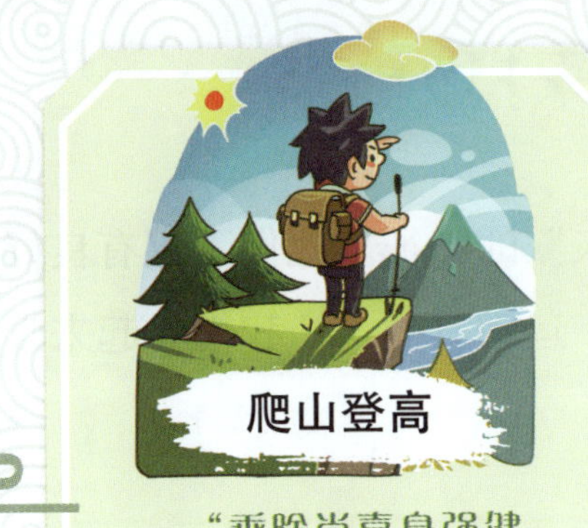

爬山登高

“乘除尚喜身强健，六十登山不用扶。”

爬山登高，不仅可以呼吸新鲜空气、舒缓心情，还可以活动筋骨、锻炼肌肉，可谓一举多得。

长啸

“玉函肘后了无功，每寓奇方啸傲中。”

长啸有唱歌的效果，可以使人身心愉悦，增气力，强脏腑。

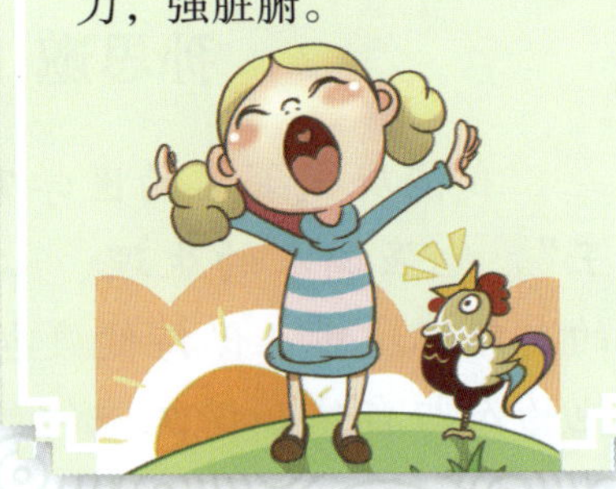

陆游的运动方法和其中蕴藏的智慧，与我们现代所说的“生命在于运动”有着异曲同工之妙，适当的劳作和适度的锻炼能帮助我们增强体质、预防疾病。太过劳累或者太过安逸都对身体健康不利。我们在生活和学习中只有注意劳逸结合、张弛有度，才能做个精神饱满的小“平人”。

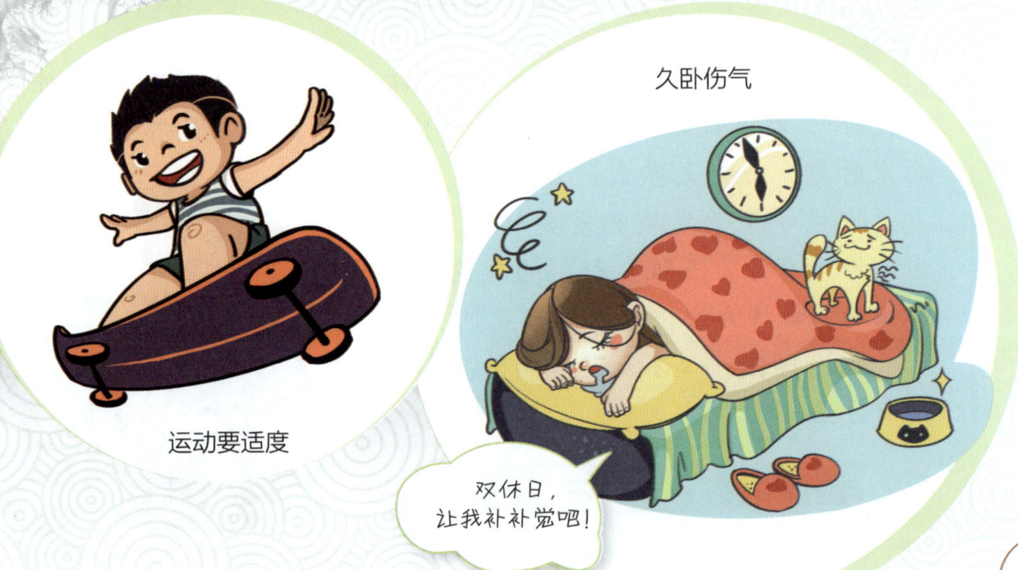

运动要适度

久卧伤气

我为“平人”来打分

我国历史上，有很多名人符合“平人”的特征。他们不仅有良好的生活习惯，而且精力充沛、处事乐观、运动有方。让我们一起来学习他们是如何成为“平人”的吧！

孙思邈（约 581–682）

我国唐代著名的医学家和药物学家，被后人尊称为“药王”。他强调人的生理、心理要与大自然协调一致，而和谐的自然环境对人保持健康也有重要作用。他的人与自然和谐统一的健康观至今对我们影响深远。

入选理由： 健康的心态是强健身体的根本，和谐的环境是健康的源泉。

范仲淹（989–1052）

杰出的思想家、政治家、文学家。他提倡“不为良相，则为良医”，就是说做良相可救国，做良医可救民，上医亦可医国。北宋时期，士大夫学医蔚然成风，成为我国历史上中医学繁荣发展的重要时期。他还提出“活动有方、五脏自和”的理论，意思是说正确的锻炼方法，可以调节五脏功能。

入选理由： 心怀天下，品德高尚，运动有方法。

健康指数： ★★★★★

齐白石（1864–1957）

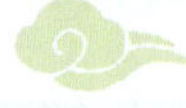

中国绘画大师。他强调保证充足睡眠的重要性，并要讲究睡眠质量。晚年，他每天一起床，便去自家菜园，为瓜果除草、施肥，以此作为一种锻炼身体的方法。由于他心性平和，乐观豁达，始终坚持锻炼身体，所以晚年仍精力充沛，挥毫不止。

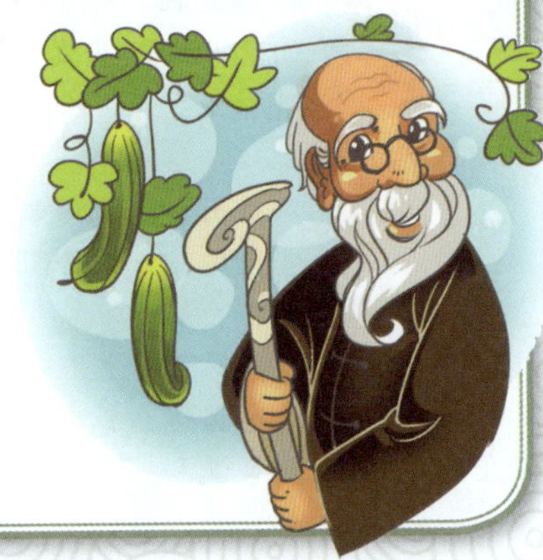

入选理由：良好的生活习惯，热爱劳动，平和乐观。

健康指数：☆☆☆☆☆

你觉得他们保持健康的秘诀是什么？请你为他们打分，在“健康指数”的五角星处涂上颜色。

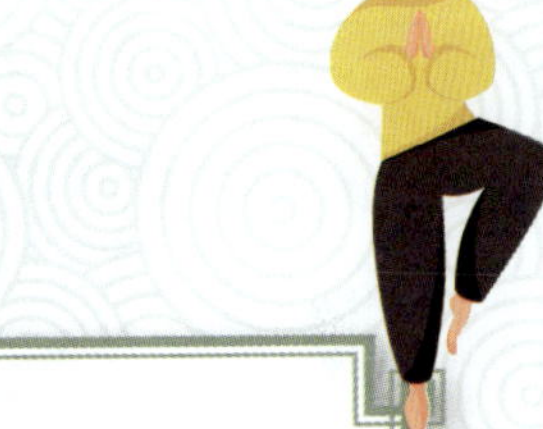

我也想推荐

我心目中的“平人”是 ____________________

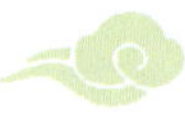

“平人”故事

入选理由：

健康指数：☆☆☆☆☆

请你自我评价，看看自己是不是小“平人”，填一填自评表。

观察点	参考标准	我的自评
身体形态	体格健壮、体型匀称、体重标准、面色润泽、头发黑密有光泽	
功能状态	双目有神、双耳聪敏、食欲正常、食量适中、睡眠正常、排便正常	
心理状态	乐观豁达、意志坚强、情绪稳定、处事谦和	
活动能力	精力充沛、耐力较强、动作协调	
适应能力	能够快速融入环境、抗压能力强、善于沟通	

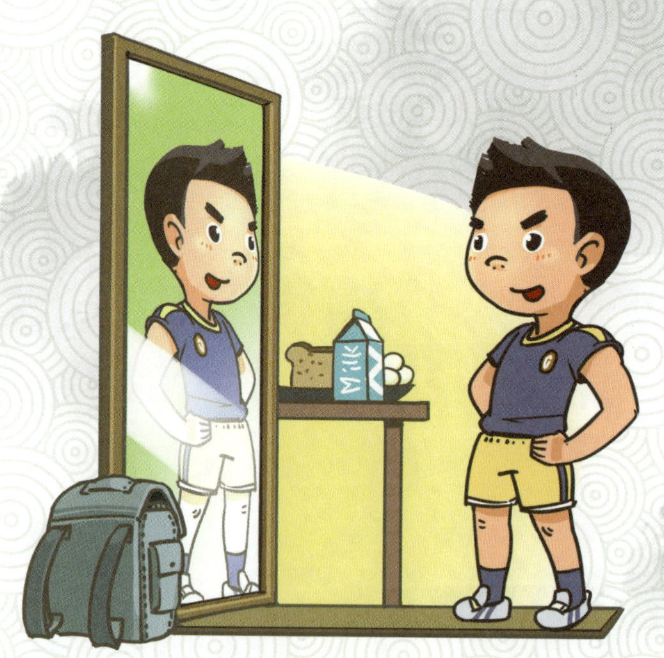

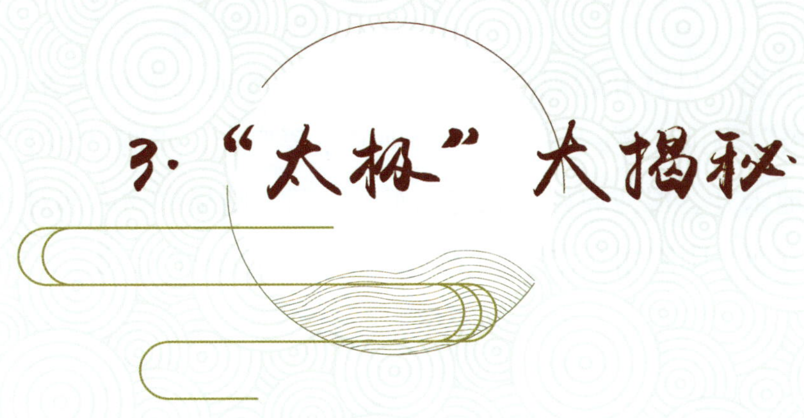

3.“太极”大揭秘

2008 年北京奥运会开幕式上，2008 名太极拳表演者排成圆阵，他们的拳术表演，时缓时疾，动作利落，阵型变化莫测，气势恢宏，让全世界观众领略了中国“太极功夫”的独特魅力。

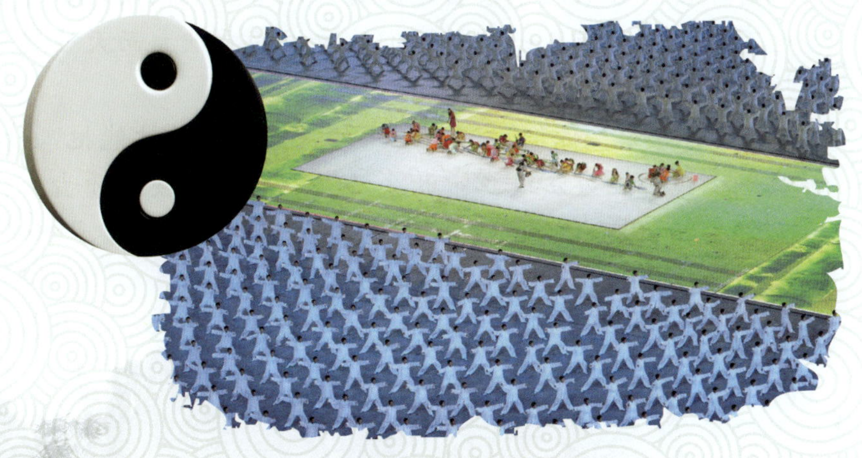

2008 年奥运会开幕式上太极表演

想一想

北京奥运会开幕式上的太极拳表演为什么是圆形方阵？它的灵感来源于哪里？是不是与太极图很相似？原来，表演的灵感就来源于太极图。请你再仔细观察一下，是不是会发现太极图里好像藏着两条鱼！

太极图，凝聚了中华民族的智慧。其图案，就像两条鱼互相缠绕在一起，因而也被称为“阴阳鱼太极图”。太极图上的黑代表阴，白代表阳。黑白两部分像两条鱼一样彼此依托，相互缠绕，寓意阴阳既对立又统一。它以简单形象的方式概括了事物对立统一、相互依存的哲理。

我们的祖先很早就开始观察天地万物。在不断地观察和总结中，形成了“太极”“阴阳”等一系列充满哲理的重要概念。所谓“太极”，一般是指天地未开、混沌原始的状态；而“阴阳”则指事物内部对立统一的两个方面，阴阳相互作用，推动世间万物的发展和变化。

刚柔并济是中国传统运动的一大特色，其背后便是阴阳相生相克的原理。那么，什么是“刚柔并济”呢？

在我们的身体里，就有刚强和柔和的互相配合。口腔里，住着牙齿和舌头两个亲密无间的好兄弟。他们团结协作，偶尔也有争吵的时候。一天，他们为争谁的贡献大而大吵起来，争执不下，便请小主人来评理。

“别吵了，你们各有各的用处，团结合作才能把事情做好，缺一个我都没办法过正常的生活。没有了坚硬的牙齿，我不能咀嚼食物；没有了柔软的舌头，我不能品尝味道。”听了小主人的话，牙齿和舌头感到很羞愧。

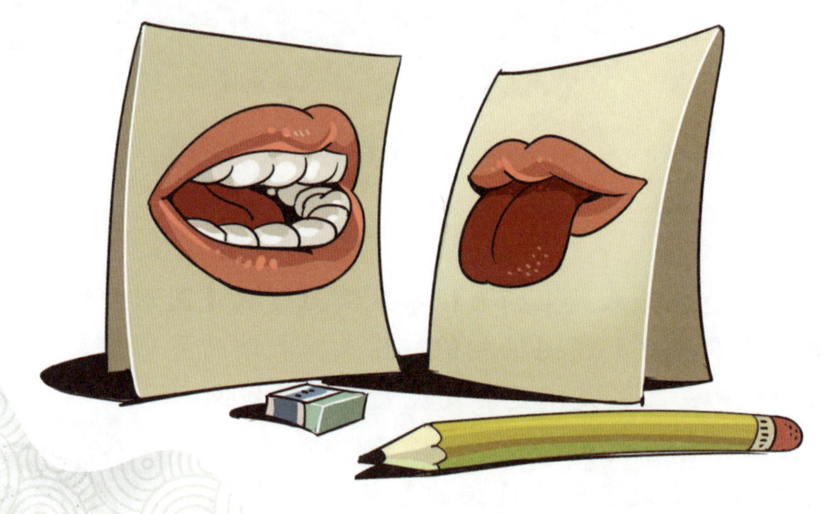

想一想

生活中还有哪些事物体现了阴阳对立而统一的原理？

享誉全球的太极拳

在我国，太极拳是一项普及率很高的健身运动。2006 年，太极拳被列入我国首批国家非物质文化遗产名录。目前，这项蕴含东方哲理的拳术已走出国门，受到世界各地人们的推崇。

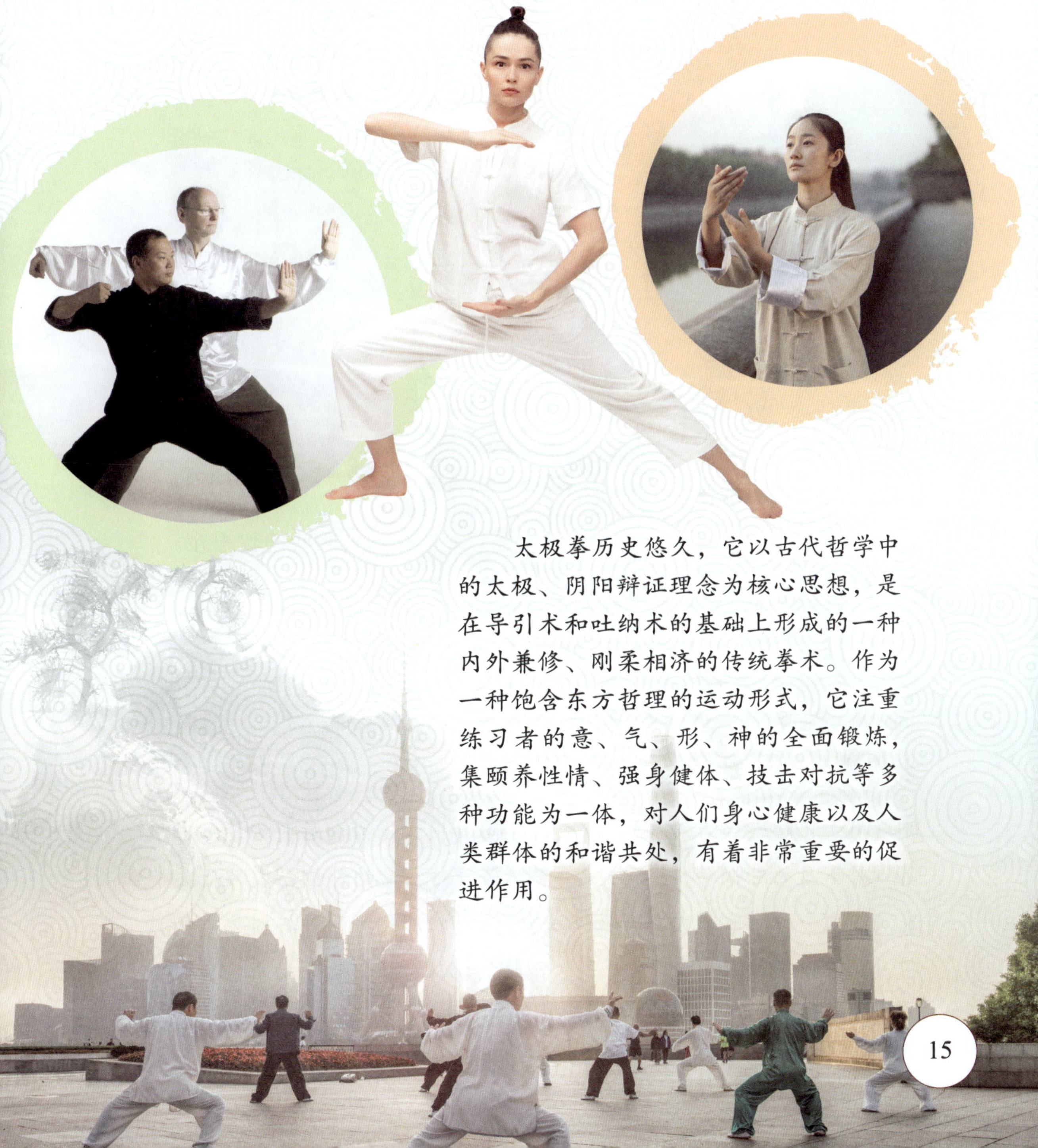

太极拳历史悠久，它以古代哲学中的太极、阴阳辩证理念为核心思想，是在导引术和吐纳术的基础上形成的一种内外兼修、刚柔相济的传统拳术。作为一种饱含东方哲理的运动形式，它注重练习者的意、气、形、神的全面锻炼，集颐养性情、强身健体、技击对抗等多种功能为一体，对人们身心健康以及人类群体的和谐共处，有着非常重要的促进作用。

太极拳内蕴着丰富的对立统一的辩证思想。表面上看，动作含蓄内敛、急缓相间、行云流水、连绵不断；实际上通过锻炼，能使人变得上肢轻灵、下肢坚实。它的动作有起有落，有收有放，有进有退，有俯有仰，在各种看似矛盾的对立统一中，帮助练习者实现了意、气、形、神的和谐与平衡，从而达到强身健体的目的。

连绵不断
以静制动
刚柔相济
虚实结合
四两拨千斤

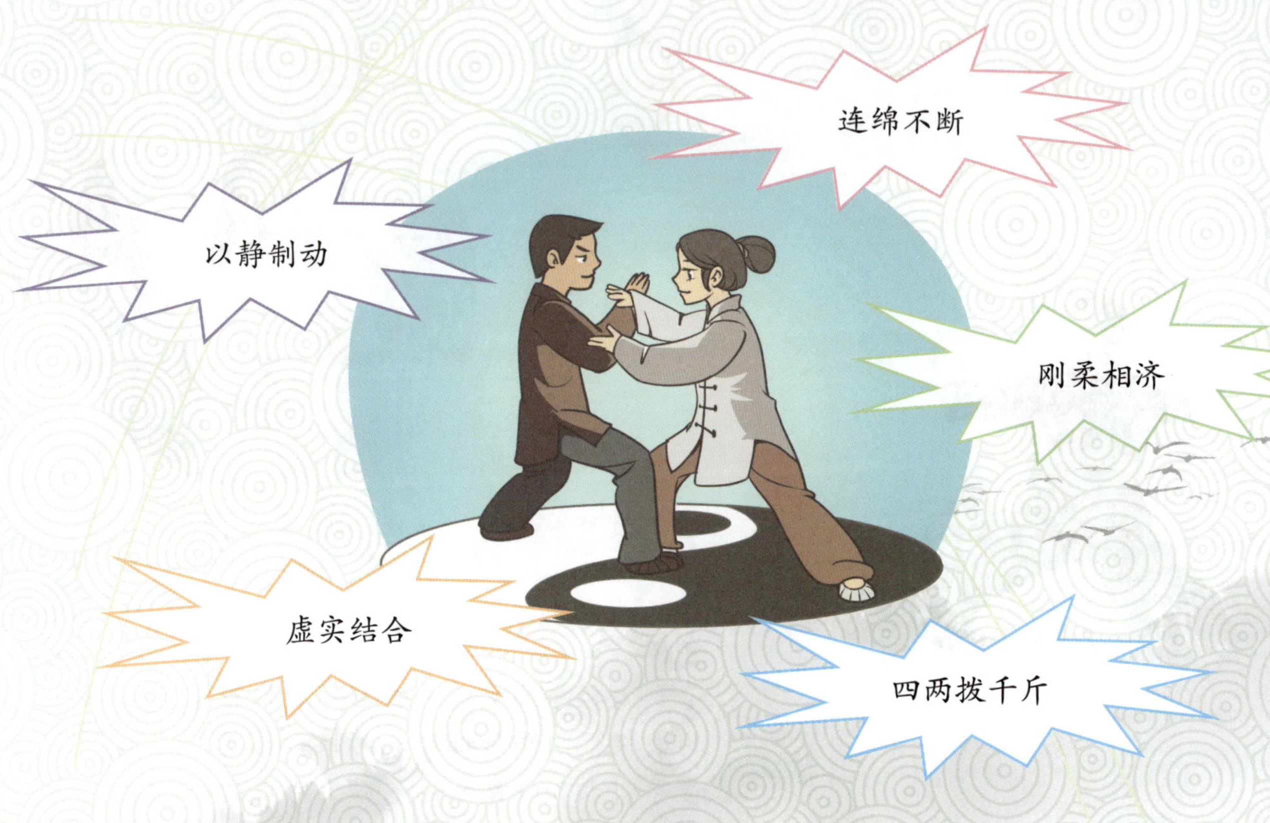

太极拳的八大动作技法

掤（用于化解或合力发人）

捋（用于借力向后引力）

挤（对下盘的外掤劲）

按（对上盘的外掤劲或做反关节拿法）

采（顺力合住对方来力，或做拿法）

挒（以侧掤之劲破坏对方平衡）

肘（以肘尖击人）

靠（以肩膀前后寸劲击人）

“太极功夫”智慧多

刚柔并济

有自己的目标和原则，这是做人刚的一面；做事情能随机应变，这是做人柔的一面。

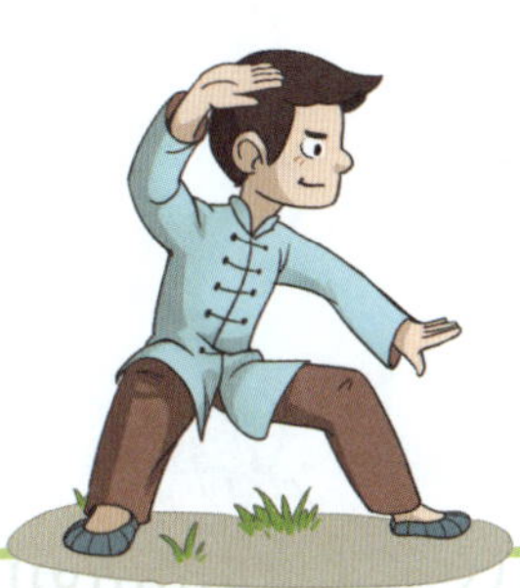

以柔克刚

天下万物没有比水更柔弱的了，但是日积月累，它能把坚硬的石头滴穿。如果我们做事情也能像水滴那样持之以恒，还有什么事情做不成呢？

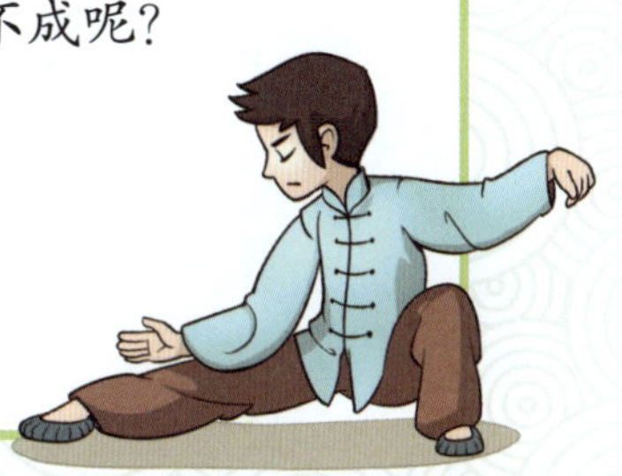

连绵不断

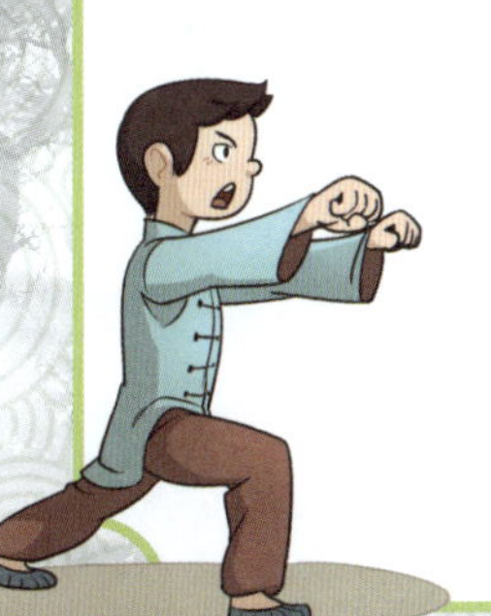

以静制动

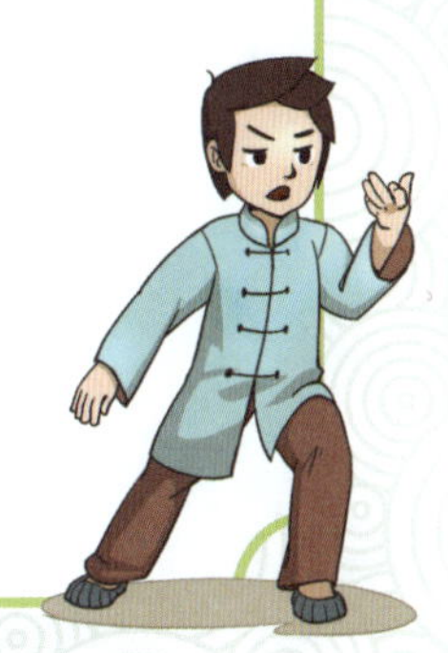

“太极功夫”博大精深，蕴含了大量的东方智慧，让我们一起梳理一下吧。

唱着儿歌练太极

打太极拳不仅能改善人的身体功能，还能陶冶情操、修身养性，使人的身心受益。让我们也操练起来吧！

收脚，
双手抱球

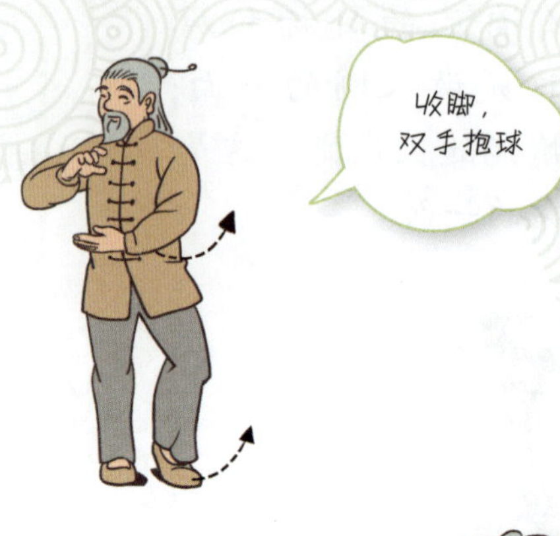

《切西瓜》（儿歌）

同学们，快快来，
大家来练太极拳。
头放正，身要直，
两脚开立手放前。

一只手向前
分，另一只手
向后按

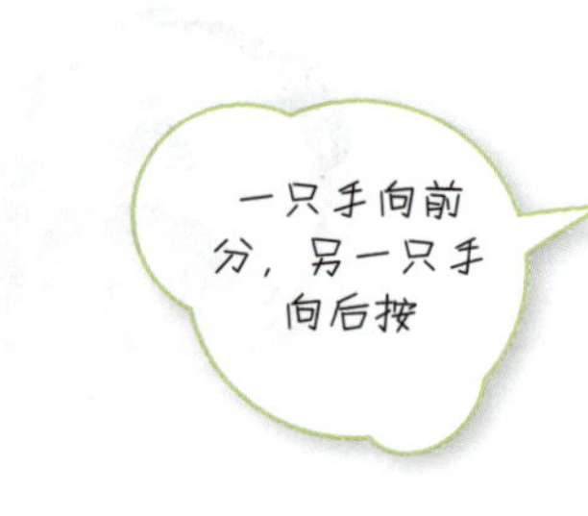

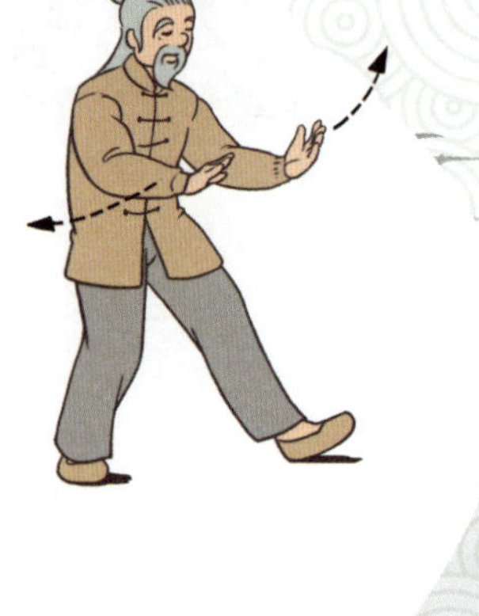

一个西瓜圆又圆，
劈它一刀成两半。
给你一半你不要，
给他一半他推掉。

你推他推都不收，
留给自己抱回去。
你来他来大家来，
我们继续练太极。

双手左掤右捋

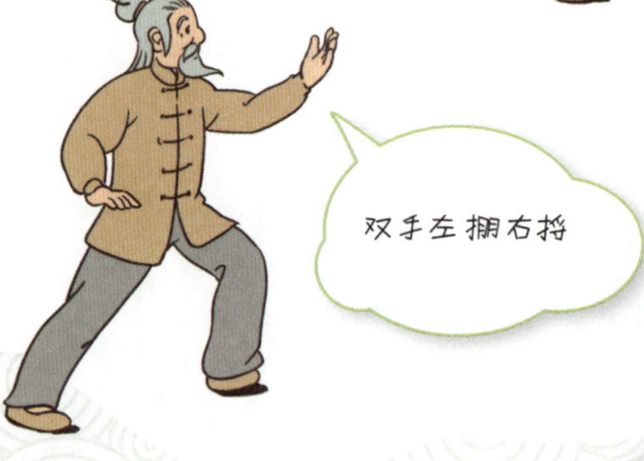

这首儿歌可以帮助我们学习太极拳里的招式——“左右野马分鬃”，你觉得有趣吗？如果有兴趣的话，你也可以在老师或爸爸妈妈的帮助下，从太极拳中选择喜欢的招式操练起来，别忘了创作与之呼应的儿歌哦！

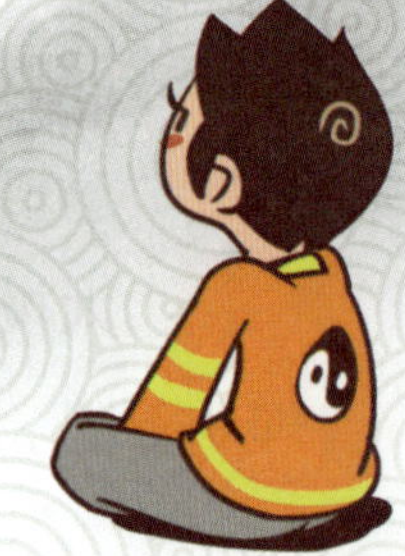

4. 五禽戏的传承

我们的祖先很早就发现自然界的动植物之所以充满生命活力，在于顺应自然的变化。《黄帝内经》提出了“人与天地相参也，与日月相应也”的观点，说的就是人与大自然和谐共存的道理。古代圣贤仰观天象，俯察地理，观察鸟兽的行动轨迹，总结自然和生命的规律，认为人类作为大自然的组成部分，必须顺应自然变化规律，才能增进健康。

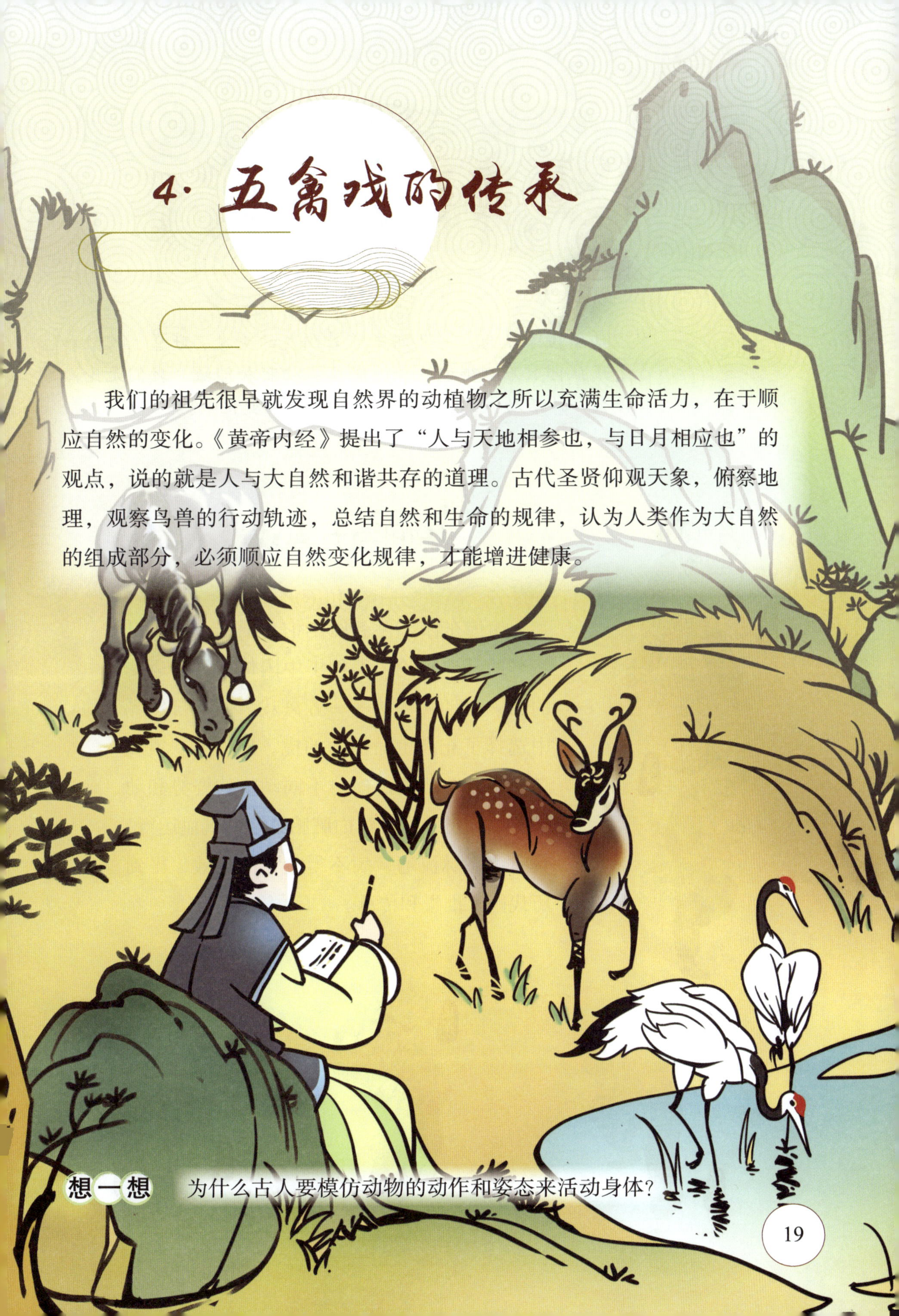

想一想　为什么古人要模仿动物的动作和姿态来活动身体？

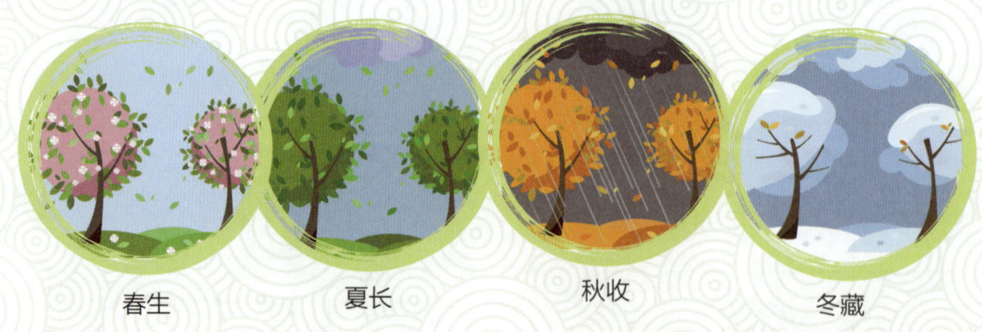

春生　夏长　秋收　冬藏

中医学认为，一年四季随着阳气的生发、旺盛、收敛和闭藏，世上万物得以生长、繁茂、收获和储藏。我们无论做什么户外活动，都要顺应大自然的季节变化哦！

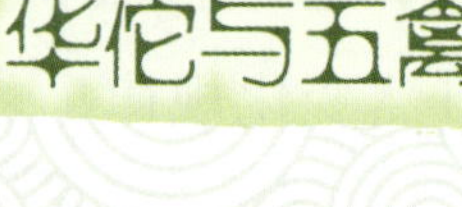

华佗与五禽戏

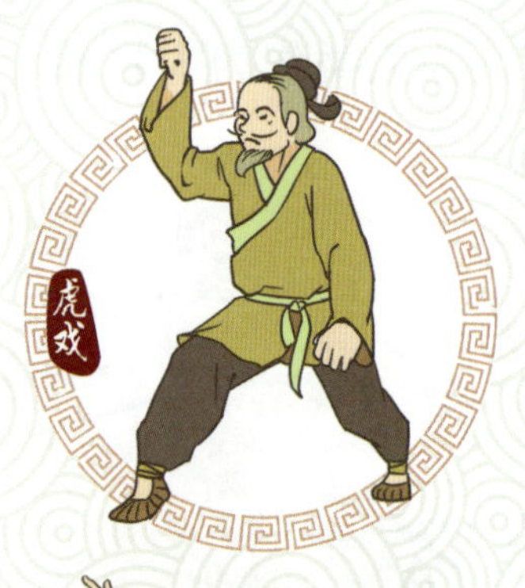

相传东汉末年名医华佗，根据“道法自然”的经典理论，编创了中国传统健身运动的第一套动功功法——五禽戏。他从自然界中选择了充满生命活力的虎、鹿、熊、猿和鸟五种动物，通过模仿不同动物的姿势和动作，以导引练习者体内脏腑经络的气血运行，具有“血脉流通，病不得生”的功效，得到历代医家推崇和传承。

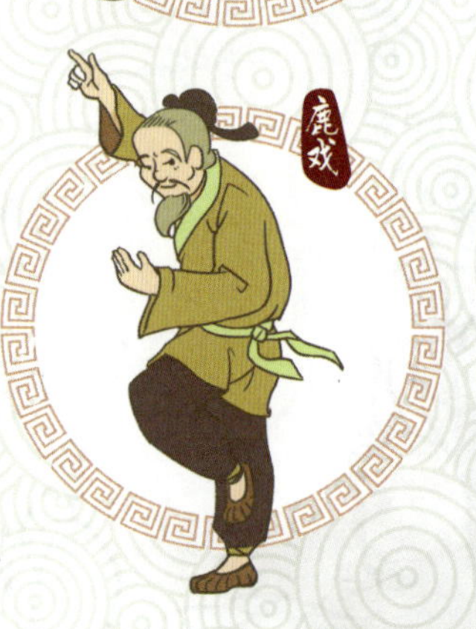

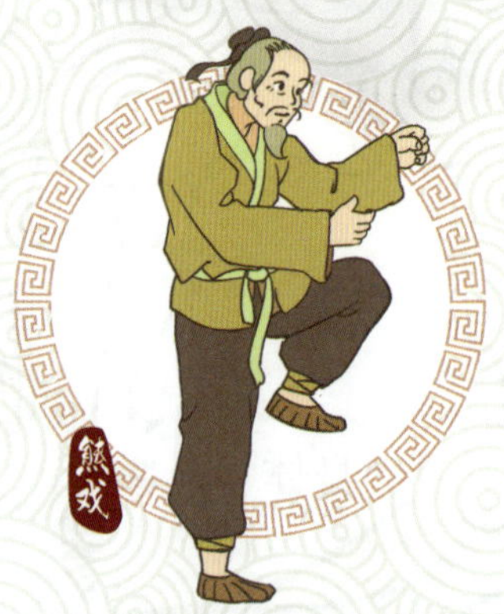

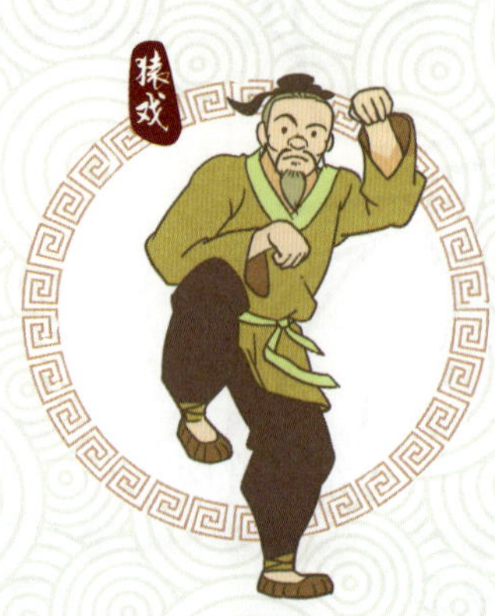

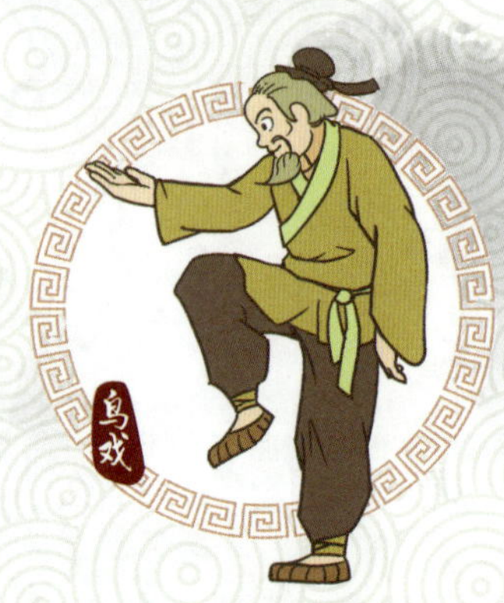

华佗（约 145 — 208），精通中医内、外、妇、儿及针灸各科，尤以外科著称，是中医外科的鼻祖，被称为“外科圣手”。相传华佗还发明了“麻沸散”，对病人麻醉后施行剖腹手术，这是世界医学史上应用全身麻醉进行手术治疗的最早记载。他不仅善于治病，而且还是中国古代医疗体育的创始人之一。他曾对弟子吴普说：“人体欲得劳动，但不当使极耳。动摇则谷气得消，血脉流通，病不得生。譬犹户枢，终不朽也。”

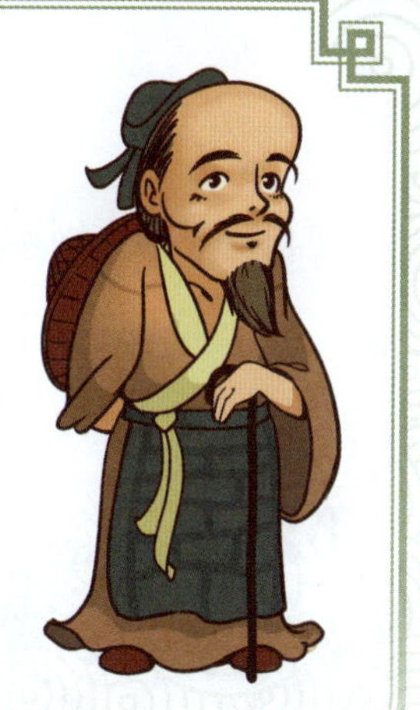

五禽戏的创立距今约 1800 年，后世的医家和养生家继承并创新了五禽戏功法。2011 年，经国务院批准，华佗五禽戏被列入第三批国家级非物质文化遗产名录。

五禽戏的传承与发展

- 约公元 2 世纪 华佗创编了五禽戏
- 1982 年 6 月 28 日，卫生部、教育部和当时的国家体委发出通知，把五禽戏作为在医学类大学中推广的“保健体育课”的内容之一
- 2003 年国家体育总局把重新编排后的五禽戏等健身法作为“健身气功”的内容向全国推广
- 2011 年 5 月 23 日，华佗五禽戏经国务院批准列入第三批国家级非物质文化遗产名录

近年来，上海中医药大学太极健康中心的医师依据太极拳和五禽戏等传统运动强身保健的道理和方法，创编了一套适合 7 ~ 12 岁小朋友练习的功法操——神气小囡五行操。该套操节奏轻快，动作舒展，刚柔相济，饱满圆润，有助于消除学习的紧张情绪，提高注意力。

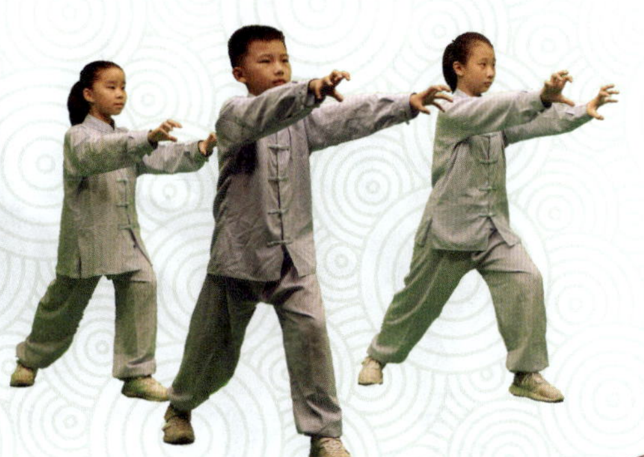

“五”字背后有学问

自然界的动物有很多，为什么华佗在创编五禽戏时，选择的是“虎、鹿、熊、猿、鸟”这五种动物呢？让我们先来看看五禽戏的五大招式！

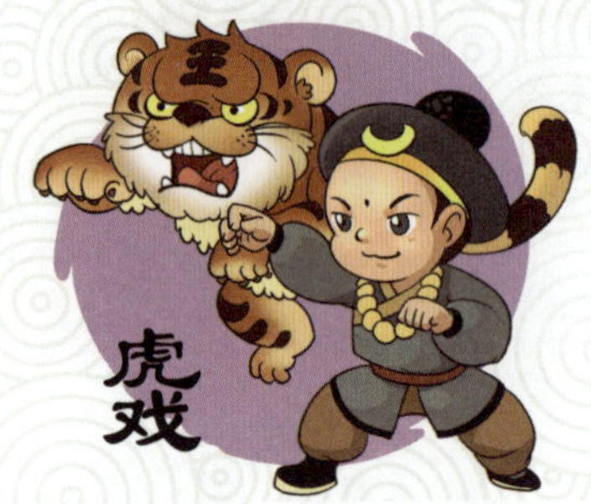

虎戏：五行属木，对应肝脏，模仿虎举、虎扑的威武动作和形态，经常练习能够养肝明目。

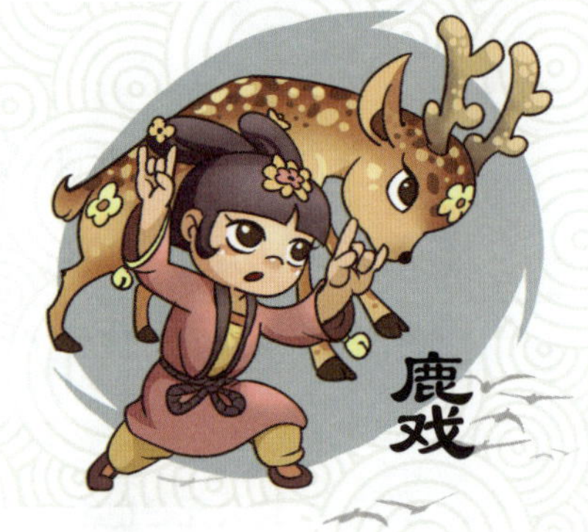

鹿戏：五行属水，对应肾脏，模仿鹿抵、鹿奔的灵活动作和形态，经常练习能够壮腰强肾。

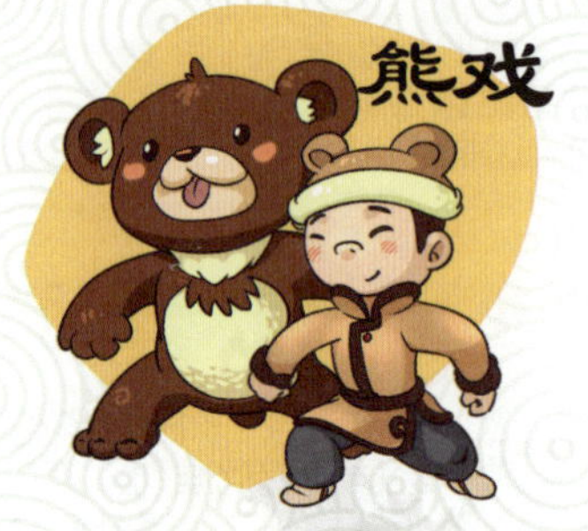

熊戏：五行属土，对应脾胃，模仿熊运、熊晃的憨厚动作和形态，经常练习能够促进消化，缓解肠胃不适。

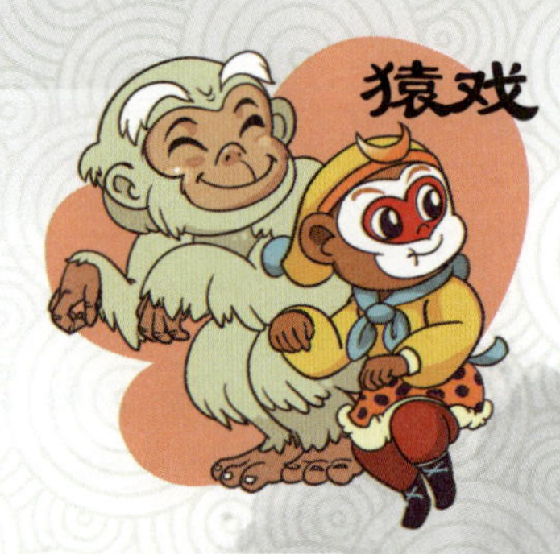

猿戏：五行属火，对应心脏，模仿猿提、猿摘的机敏动作和形态，经常练习能够增强心脏功能，减轻神经系统的紧张度。

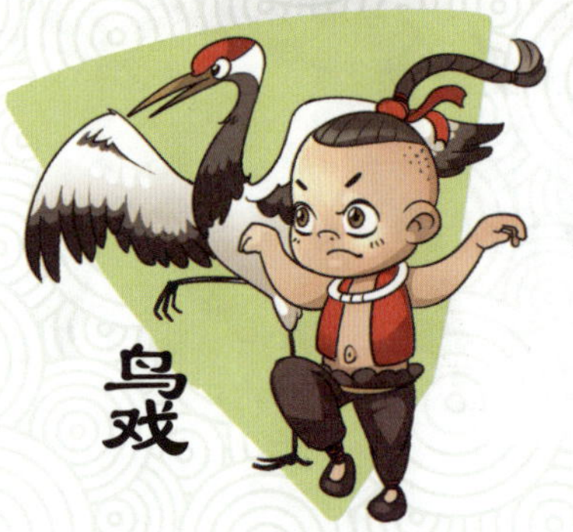

鸟戏：五行属金，对应肺，模仿鸟伸、鸟飞的轻盈动作和形态，经常练习能够提升肺部呼吸功能，提高人体平衡协调能力。

原来五禽戏里的“五”字背后，蕴含了古朴的五行学说。古人认为我们生活的世界由五种基本元素所构成，分别是木、火、土、金、水。自然界各种事物和现象的发生、发展和变化，都是五行不断运动和相互作用的结果。中医学则运用五行学说，具体解释人体生理、病理现象，并用以判断疾病的预后，指导疾病的治疗和预防。

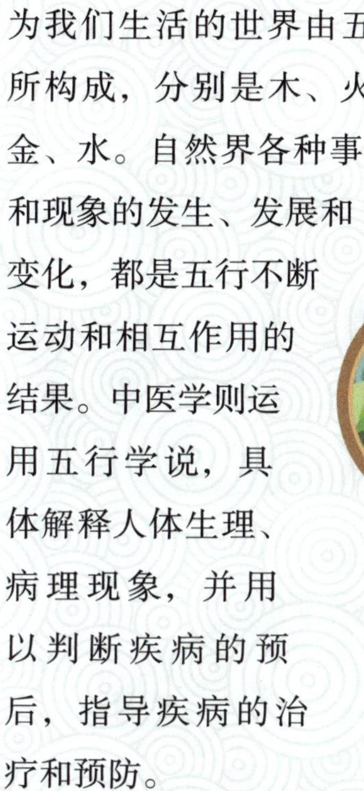

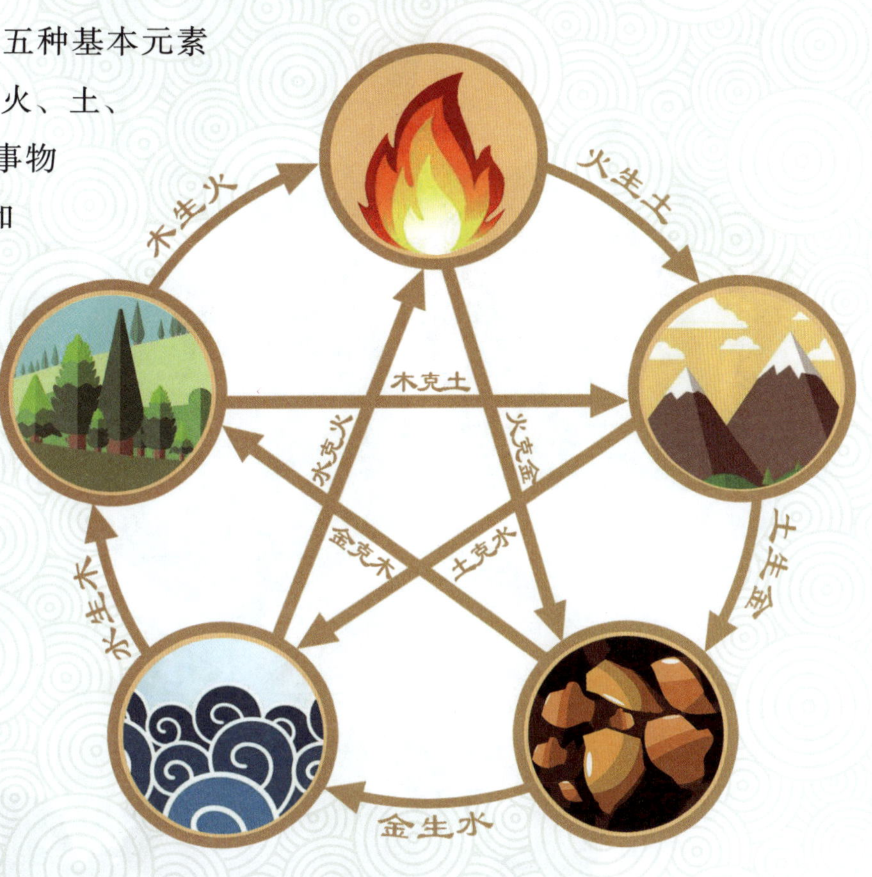

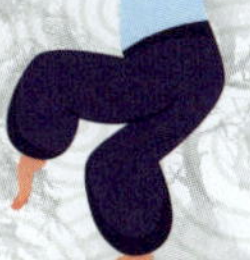

五禽戏是按照五行规律和五脏对应原理设计编创的。

五禽戏	五行	五脏	五方	五色	五季
虎戏	木	肝	东	青	春
鹿戏	水	肾	北	黑	冬
熊戏	土	脾	中	黄	长夏
猿戏	火	心	南	赤	夏
鸟戏	金	肺	西	白	秋

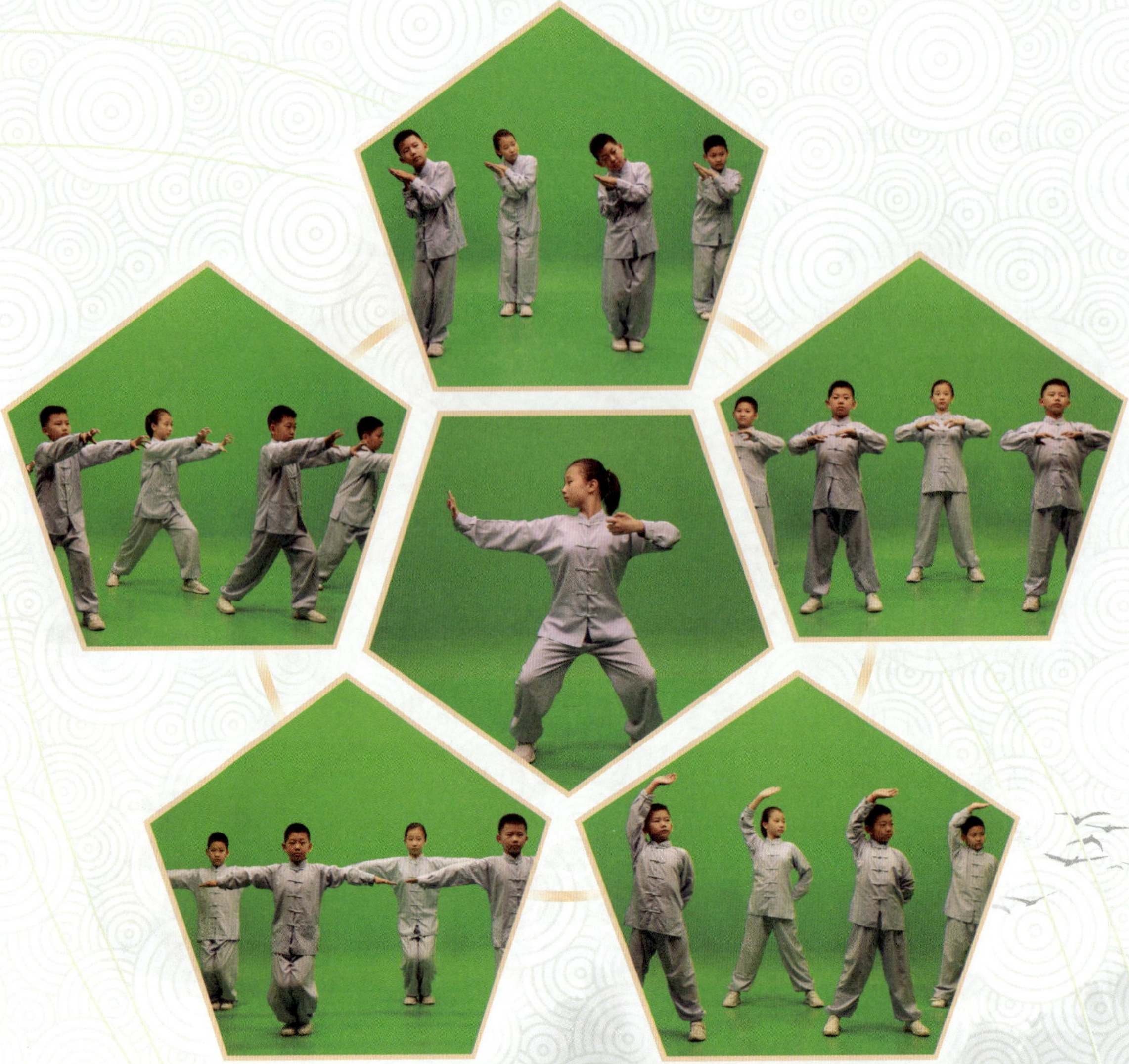

请你在括号内填出他们模仿的是什么动物。

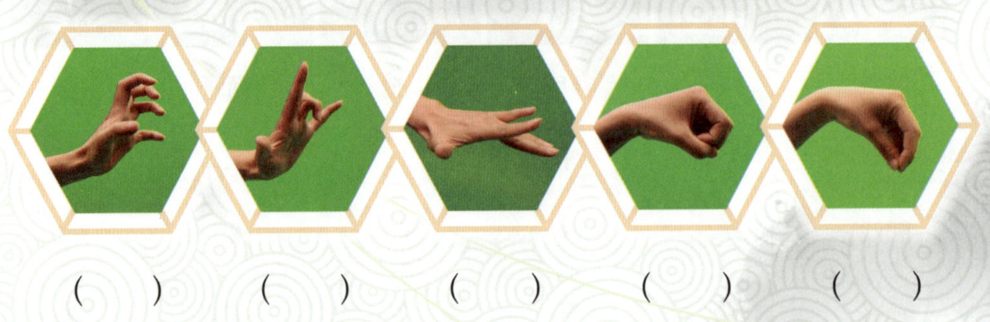

(　　)　　(　　)　　(　　)　　(　　)　　(　　)

这些手势你会做吗？试试看吧！

鹅掌戏的启示

王羲之是东晋时期的著名大书法家，他的代表作《兰亭序》被誉为“天下第一行书”。大书法家要写出流芳百世的书法作品，对臂力的要求可是很高的。

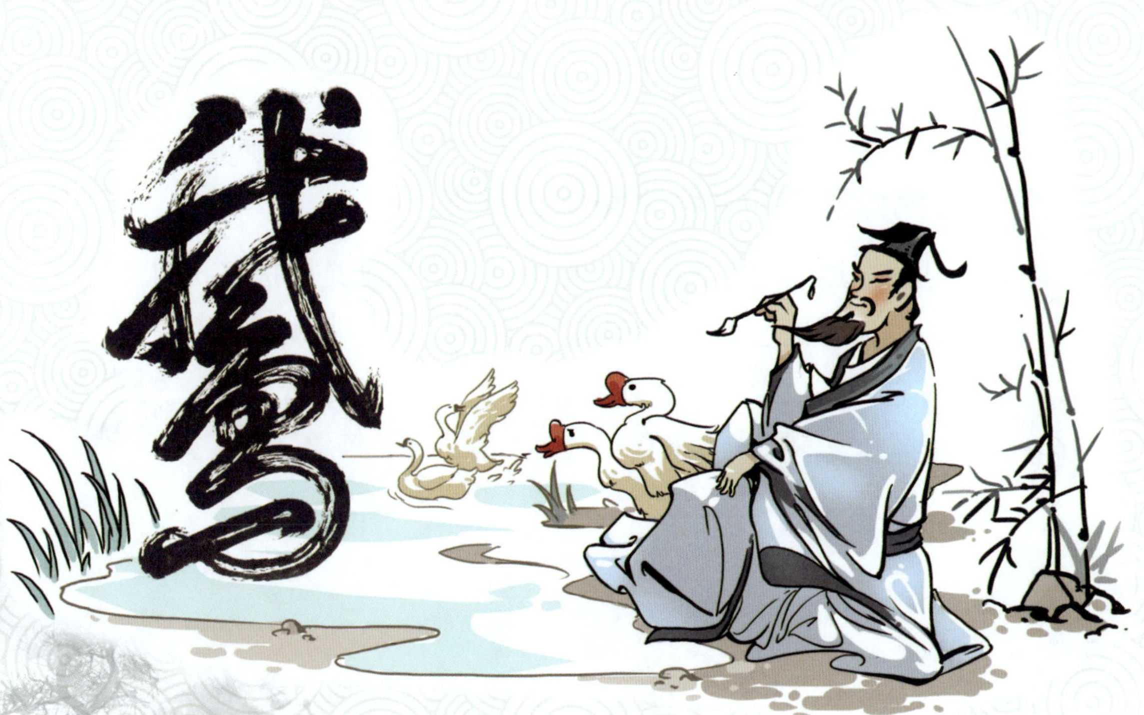

王羲之从小喜欢鹅。他在自家院子里修建了两个水池，一个用来洗笔刷砚，称为墨池；另一个用来养鹅赏鹅，称为鹅池。每当王羲之写字疲劳后，就到鹅池去赏鹅。王羲之喜欢一边赏鹅，一边模仿鹅的动作。鹅的动作丰富细腻，时而屈腿划水，时而振动翅膀，时而追逐嬉戏，时而水里觅食，非常有趣！后来，他创编出了一套模仿白鹅戏水的锻炼操，取名“鹅掌戏”。通过这套“鹅掌戏”的锻炼，王羲之的臂力大大增强了。

虽然白鹅划水的动作看起来十分简单，但如果仔细观察，可以发现其中包括收腿、屈腿、缩趾、伸肢、张趾、划动等许多动作。白鹅挥动翅膀的动作，也包含扩胸、展臂、屈腕、伸掌、亮指等细节动作。模仿这些动作，练习者可以锻炼腿、足、臂、腕和手指等身体的不同部位。

模仿秀

请你试着模仿熟悉的动物来锻炼健身吧！

人类是大自然中的普通一员，保护好大自然就是保护好我们人类自己。如果你有机会去野外远足踏青的话，请仔细观察那里的小动物，看看它们是怎样与周围环境和睦相处的。但是请记住：不要惊扰这些“原住民”的生活哦！

5. 健身有诀窍

传统健身有三大诀窍：调身、调息和调心。中医学说的调身，是指通过动作和姿势来加强气血运行，强壮身体；调息是指通过呼吸的调节来加强新陈代谢；调心是指通过意念的控制来优化身心状态，发挥更好的运动功能。很多传统健身功法，如太极拳和五禽戏，都是调身、调息和调心的综合应用。

> “上古有真人者，提挈天地，把握阴阳。呼吸精气，独立守神，肌肉若一。故能寿敝天地，无有终时。此其道生。”
>
> ——《黄帝内经》

抖擞精神来调身

有人提出：最好的医生是自己，最好的药物是时间，最好的心情是宁静，最好的运动是步行。把走路列为最好的运动方式之一。

毫无疑问，坚持步行，有助于健康。那么，有没有可以与走路相媲美的运动方式呢？中医学认为，“抖动”可以激发精气神。我国民间流传着这样的谚语：“百步走不如抖一抖。”

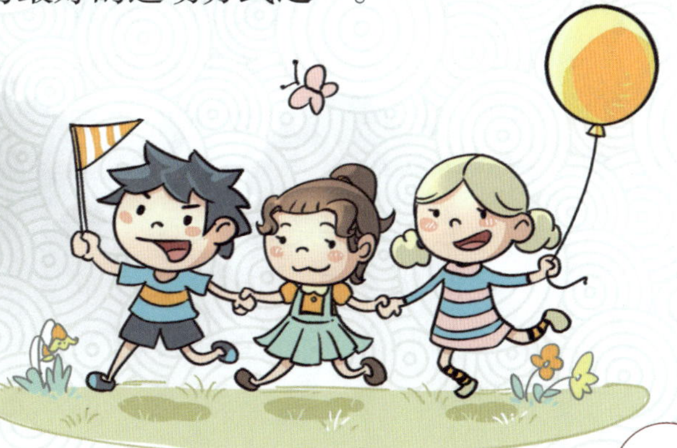

清代文学家龚自珍留有大量诗词作品，他在一首脍炙人口的诗中写道：“九州生气恃风雷，万马齐喑究可哀。我劝天公重抖擞，不拘一格降人材。”这里的“抖擞”，就是振作精神的意思。我们形容一个人精神状态很好，可以说他精神抖擞。适当地抖动身体，可促进内脏运动，消除疲劳，增强全身气血流通，使我们的生命活力得到释放和促进。

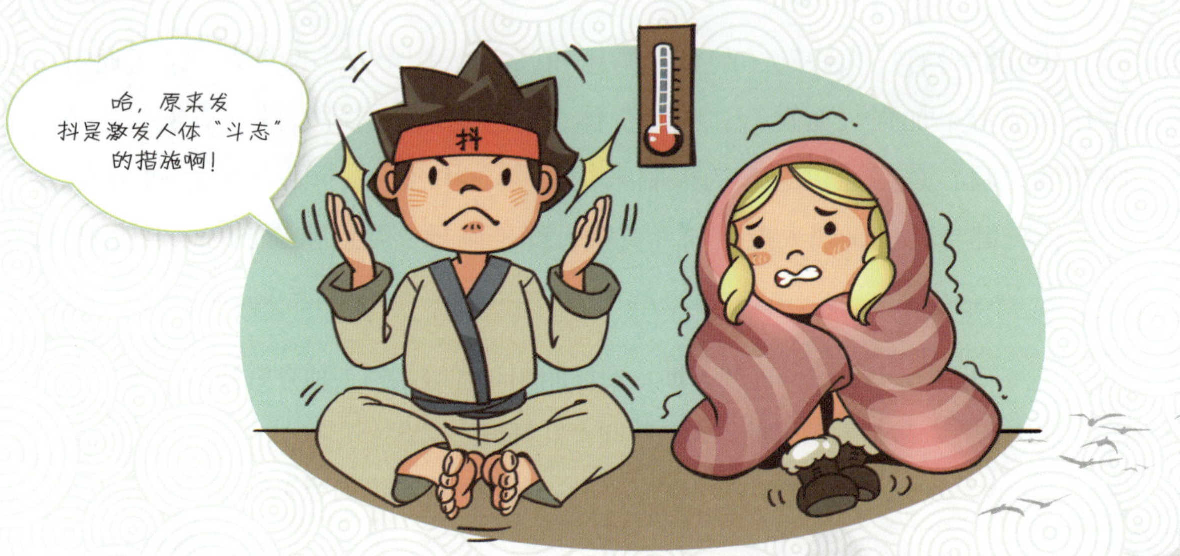

背后七颠百病消

既然抖一抖可以激发精气神，那么怎样抖动才能更好地强身健体呢？让我们参考经典运动“八段锦”的其中一式——“背后七颠百病消”，学习一个可以消除“百病”的动作。

它的做法是这样的：

两脚分开，两脚跟有节律地弹性起落，全身得到震荡抖动。

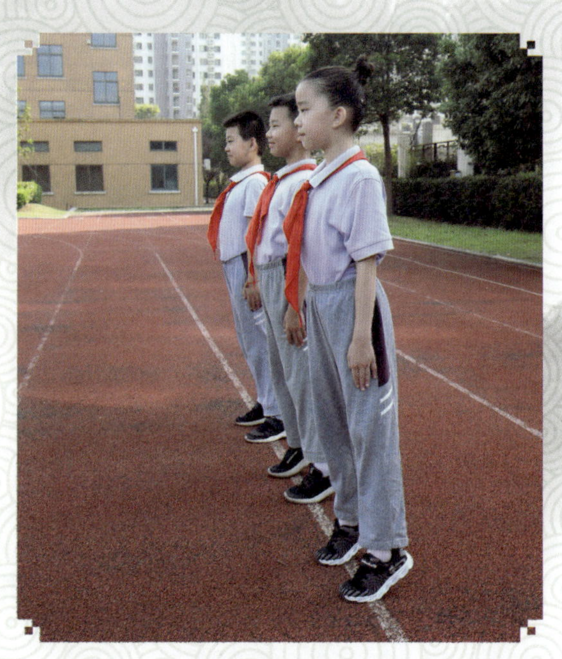

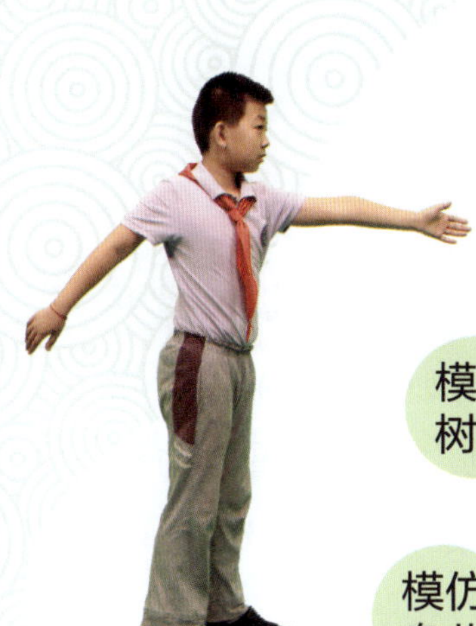

我们还可以这样做：

模仿树枝 上举两臂犹如树梢，上下轻轻抖动。

模仿鸟儿 伸开两臂当作翅膀，左右轻轻抖动。

模仿鱼儿 前后伸展好像游泳，前后轻轻抖动。

在自然界中，猫、狗等有皮毛的动物从水里出来后，会做一个全身快速抖动的动作，将身上的水快速甩掉。鸟儿也会做相似的动作，称为抖翎。人在紧张的时候，有时也会不由自主地通过抖腿来消除不安。

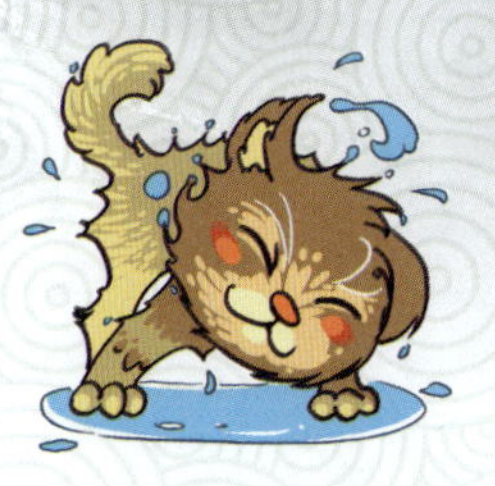

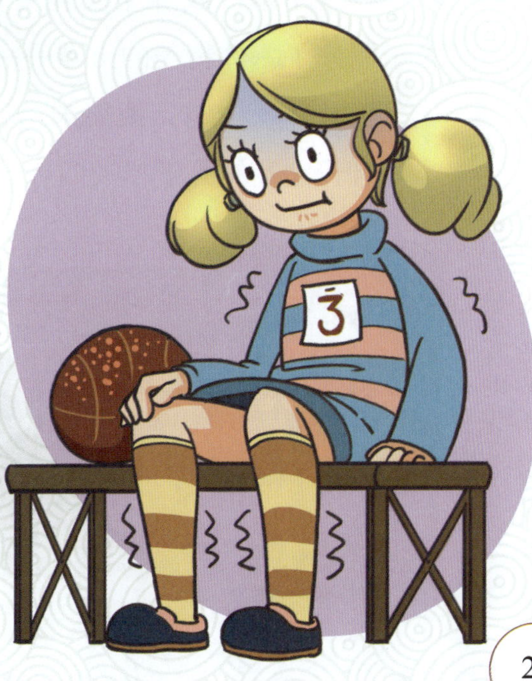

吐故纳新来调息

每个人从呱呱落地就开始呼吸空气。一个人可以数天不吃饭，但不能几分钟不呼吸。呼吸，是生命生长的催化剂。动植物通过呼吸，才能完成生命的新陈代谢和生长发育。对我们的身体来说，呼吸最重要的作用是把身体里的浊气排出去，把新鲜的氧气吸进来，实现吐故纳新。

你懂得呼吸的妙处吗？我们在紧张的时候，会略微屏住呼吸；在完成一个难题之后，往往会长吁一口气。呼吸本身可以自动调整我们的身心状态，当然我们也可以通过主动调节呼吸来优化身心状态。

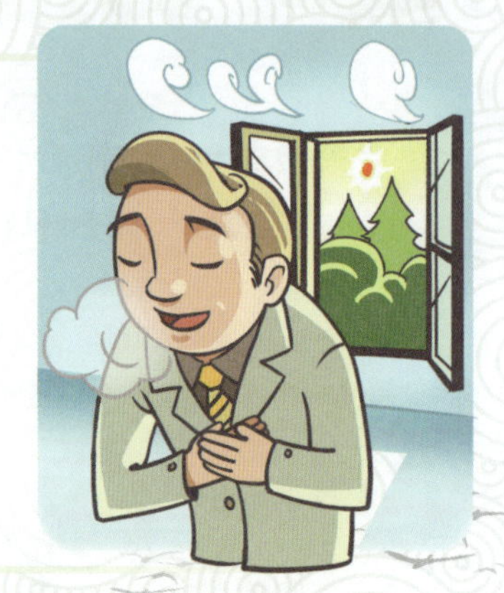

战国后期，诸侯争霸，连年征战，但此时的经济、思想、科技、军事以及养生文化等都得到了快速发展。有一位权贵人士，制作了一件精美的玉器——“行气玉佩铭”。这件玉器是十二面棱柱状体，中空，顶端未透，每一面都刻有篆书，为我国现存最早且较完整的关于呼吸锻炼的文献记载。

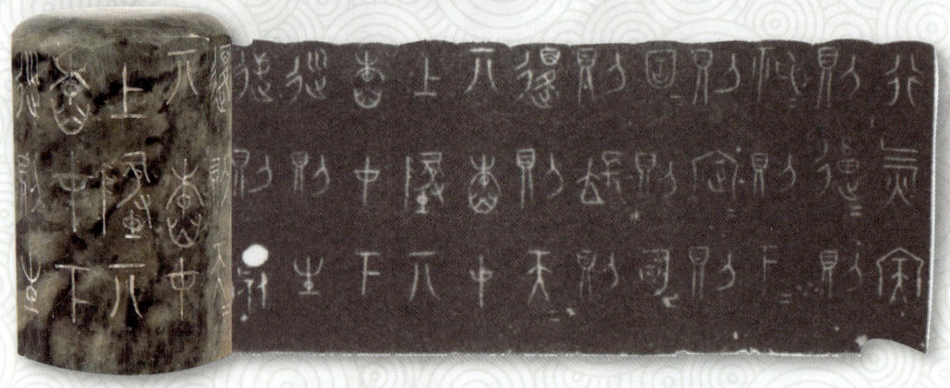

现馆藏于天津市历史博物馆

中医学中的经典呼吸术

大约1500年前，中国南北朝时期著名的医学家陶弘景创立了一套延年祛疾的呼吸吐纳功法，称为六字气诀。这套呼吸术是用鼻子吸气，用嘴巴吐气，吐气并发音，总共发六个音：嘘（xu）、呵（he）、呼（hu）、呬（si）、吹（chui）、嘻（xi），是一种呼吸配合发音的功法。

发音	嘘	呵	呼	呬	吹	嘻
脏腑	肝	心	脾	肺	肾	三焦
动作	坐或立式，怒目瞪眼，作念“嘘”字口型吐气；以鼻吸气时眼睛微开，口轻闭	两脚开立，两手十指交叉，举过头顶，作念“呵”字口型吐气；吸气时手放松	坐或立式，撮口，然后作念“呼”字口型吐气；吸气时口轻闭	立式，双手擎起，作念“呬”字口型吐气；吸气时手放下	坐式，两手抱膝，作念“吹”字口型吐气；吸气时松手	卧式，作念“嘻”字口型吐气；吸气时口轻闭

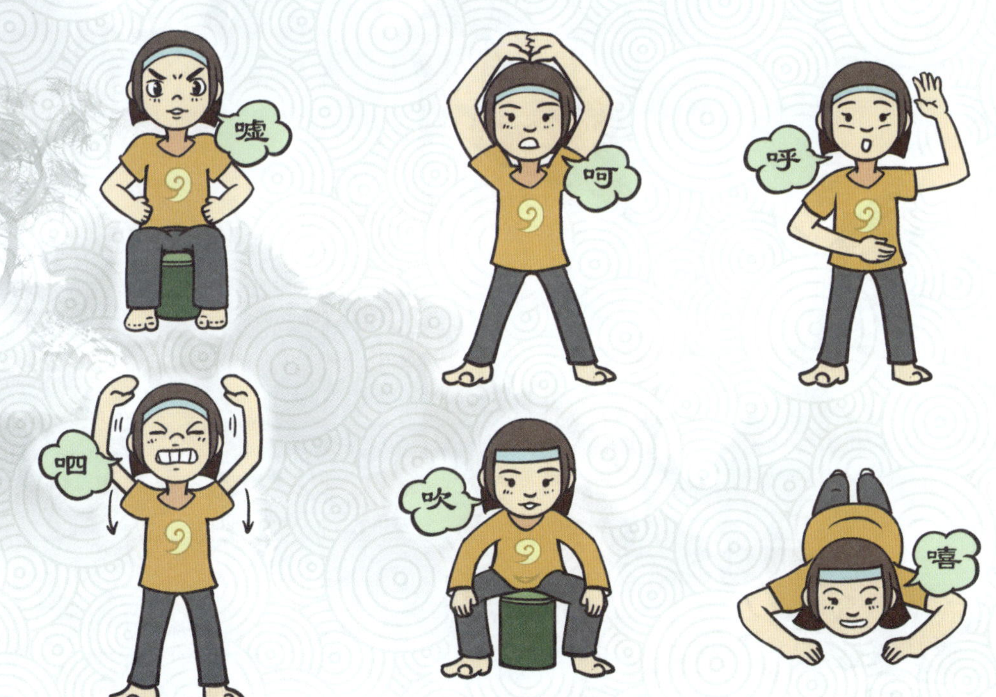

学学“鲤鱼跳龙门”

我们还可以模仿鲤鱼跳龙门的姿势，试试“鼻吸口呼”的腹式深呼吸。当我们上课听讲、做作业或者做一件事情感到疲乏的时候，可以直起身子用鼻子用力吸气，然后张开嘴巴缓缓吐气，腹部一张一缩，把身体里的浊气吐出来，然后吸进新鲜的空气，让自己打起精神。

如果坐着做这样的动作不到位，也可以站起来做。鼻子吸气的时候挺胸抬头（甚至踮起脚后跟），嘴巴吐气的时候弯腰落肩松体（甚至弯曲膝盖），这样我们的整个身体都能参与到呼吸中，很快就可以恢复活力啦！

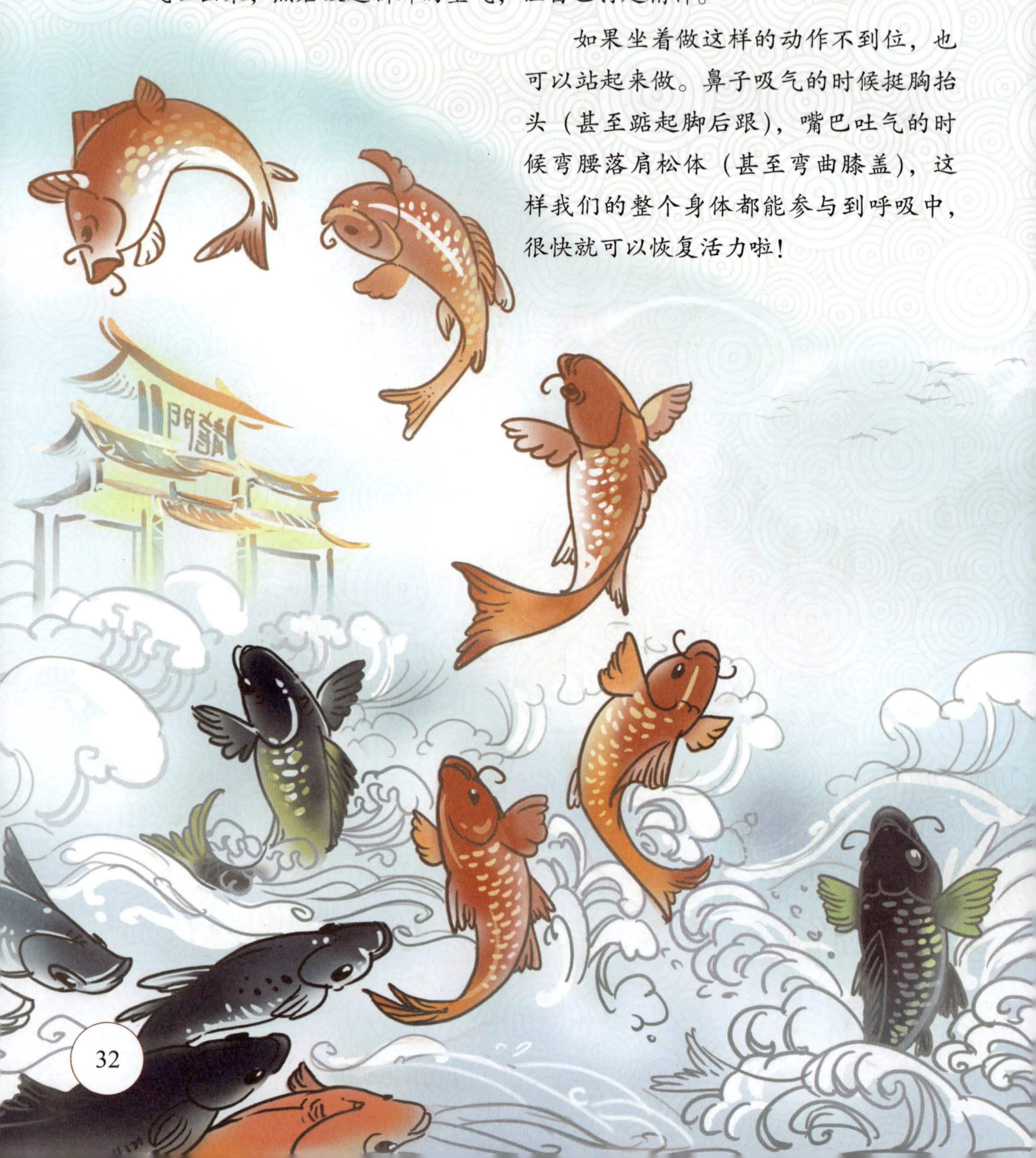

静坐养性又调心

中医学认为，“静以养神”。在安静的时候，我们可以尝试“以默养气，以瞑养血，以睡养精，以静养神”。

白居易是唐代著名诗人，有“诗魔”“诗王”之称，活到75岁。他喜欢练功锻炼，并把练功锻炼的感受、体验和效果用诗歌的形式记录下来。

有一个冬日，他临窗静坐，诗兴大发，写下了《负冬日》：“杲杲冬日出，照我屋南隅。负暄闭目坐，和气生肌肤。初似饮醇醪，又如蛰者苏。外融百骸畅，中适一念无。旷然忘所在，心与虚空俱。”我们可以在这首诗里感受到他静坐时清静、舒适、忘我和超脱的状态。

他在另一首小诗中写道：“身适忘四肢，心适忘是非。既适又忘适，不知吾是谁。”写的也是静坐带给他的享受。

静心小妙招

什么是握固呢？就是把大拇指握在手心，想象自己手中握了一个“宝贝”。

这个姿势在2000多年前的《道德经》一书中就有记载。我们在静坐的时候，无论是平腿坐在椅子上，还是盘腿坐在床上，都可以练习握固，把注意力放在手上，这样你的心就会静下来。

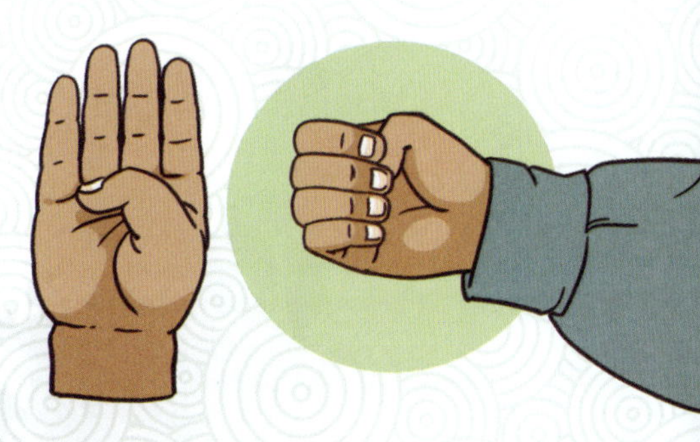

静坐是修身养性的一种好方法。正如《黄帝内经》所说的："恬憺虚无，真气从之，精神内守，病安从来？"静以养心的方法有很多，对每个人来说，可能都是不一样的，画画、弹琴、写字、搭积木……只要全身心地投入，每个人都能找到适合自己的静养之法。

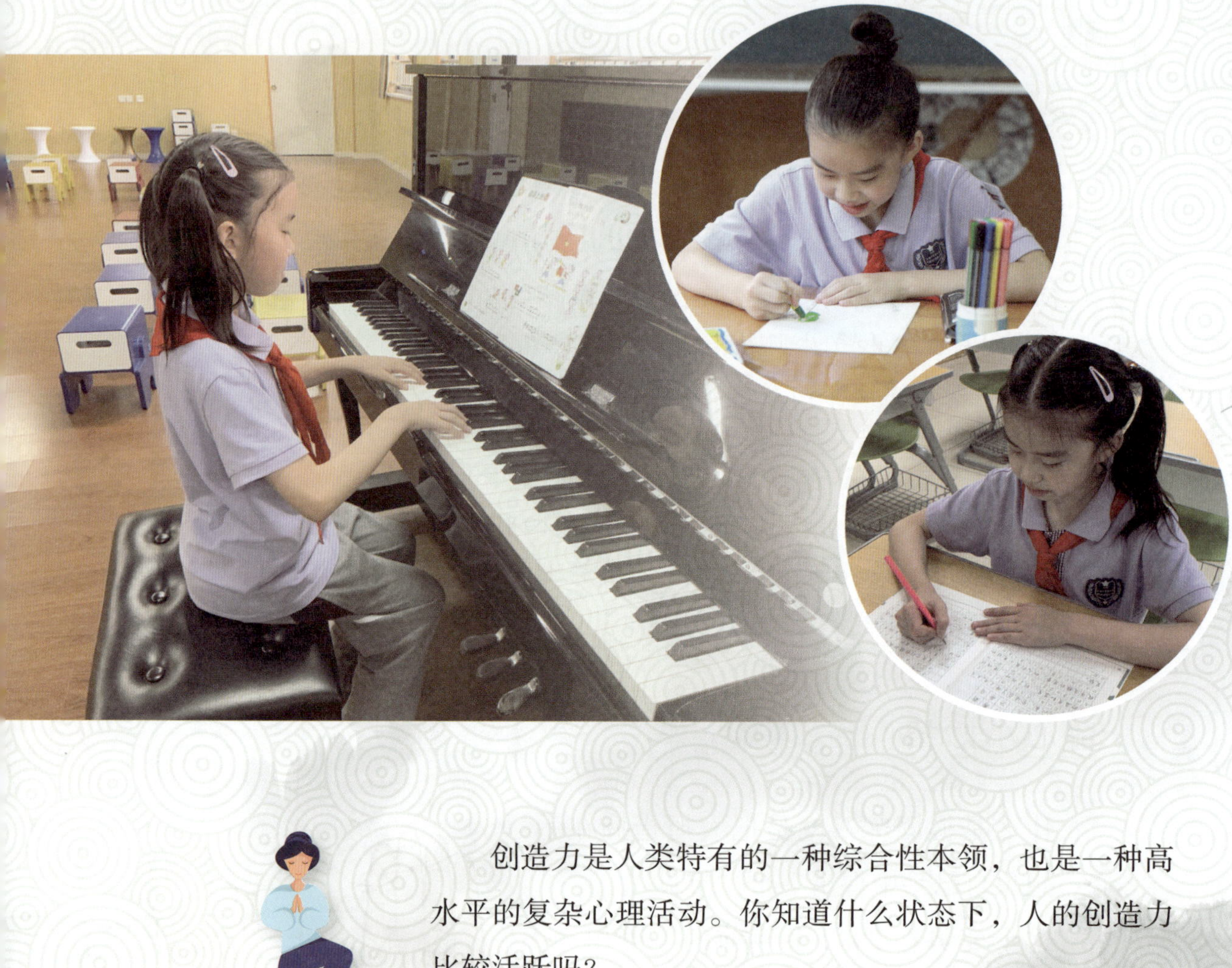

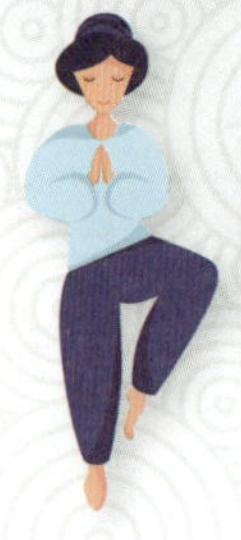

创造力是人类特有的一种综合性本领，也是一种高水平的复杂心理活动。你知道什么状态下，人的创造力比较活跃吗？

静坐的时候，我们会闭上眼睛，放松身体，集中注意力。这个时候，大脑皮层的兴奋性处于轻度抑制状态，特征是思维放松、思路开阔、思想自由，就有可能出现灵感的火花。

6. 让我们动起来

我们的身体正处于生长发育的关键期，如果能从小坚持锻炼，科学锻炼，就可以为以后的健康打下坚实的基础。那么，我们应该怎样运动呢？找到适合自己的运动方式，并在适宜的时间段进行锻炼，就能收到事半功倍的效果。

闻鸡起舞的故事

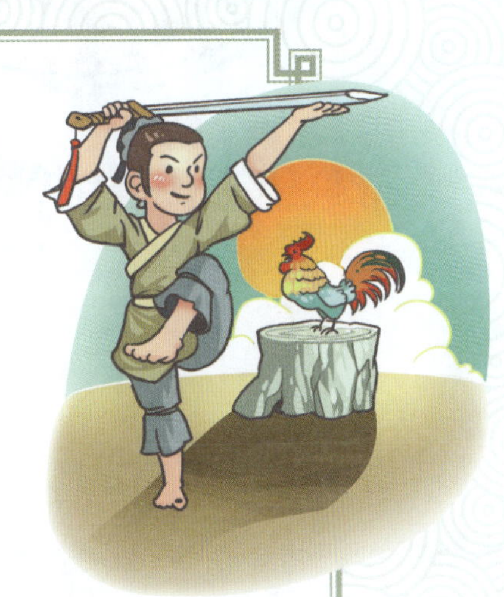

晋代的祖逖是一个有远大抱负的人。他不仅读书刻苦，还勤于锻炼。每天五更时分，祖逖在睡梦中听到鸡鸣声，便起床开始舞剑练武。一年四季，寒来暑往，他一直坚持，从不间断。功夫不负有心人，经过长期的刻苦学习和勤奋锻炼，他终于成为一个能文能武的全才。

注： 我国古时将夜间时间等分为五更。晚上7点到9点为一更；晚上9点到11点为二更；午夜11点到1点为三更；凌晨1点到3点为四更；凌晨3点到5点为五更。

想一想

既然古人有"鸡鸣而起"的作息习惯，那我们需要"鸡鸣而起"，在凌晨起床锻炼吗？请你参考"五更"对应的时间想一想。

一般来说，我们可以在早晨六七点钟起床，但刚刚起床，不太适合马上开始剧烈的运动。因为此时，人们处于血糖偏低的状态，如果剧烈运动，需要消耗大量的血糖，对身体不利。

《黄帝内经》中说：“久视伤血，久卧伤气，久坐伤肉，久立伤骨，久行伤筋。是谓五劳所伤。”意思是如果我们长时间维持同一种状态或姿势，就会对身体造成损伤。

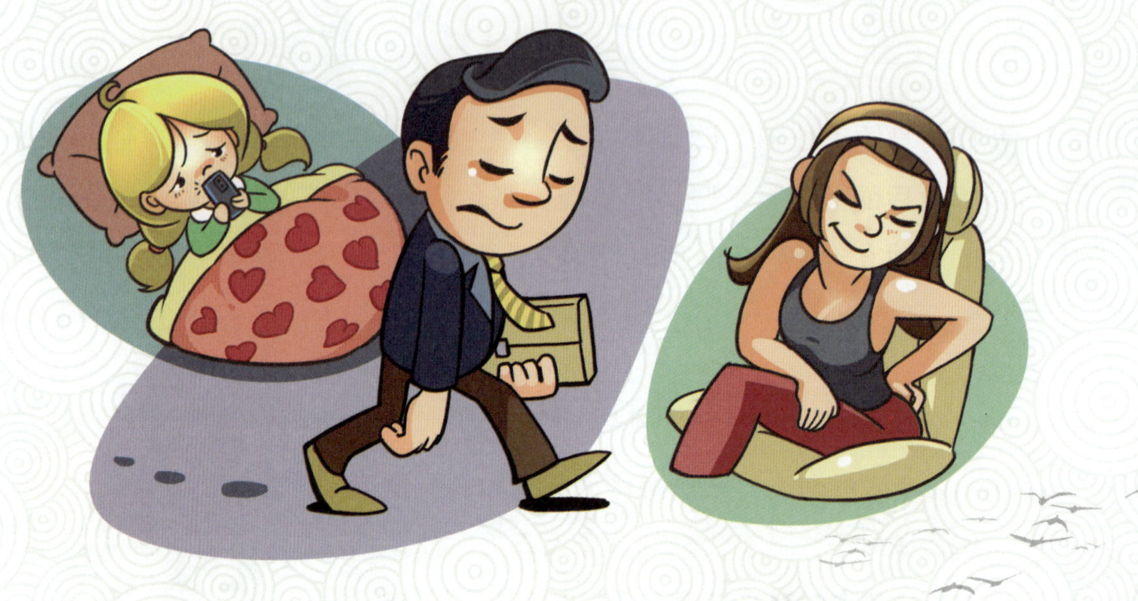

古人的运动时尚

古人根据所处的环境编创了不同的健身功法，如五禽戏、八段锦、易筋经等，通过练功来达到强身健体的目的。

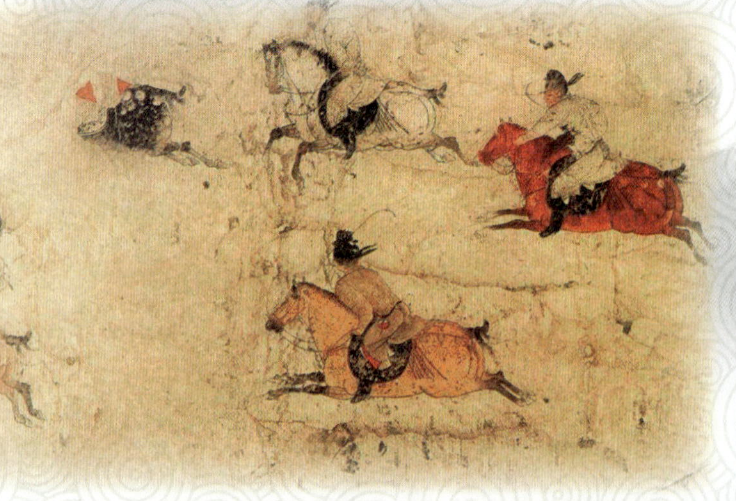

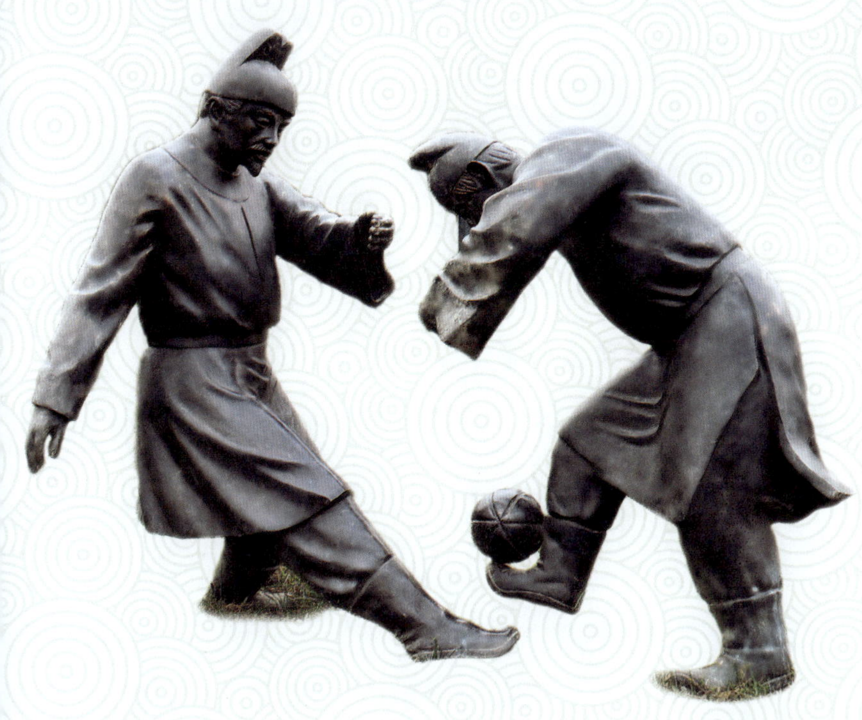

但古人的运动可不止于此，他们还发明了打马球、打陀螺、投壶、蹴鞠、捶丸等竞技性运动项目。现代的足球、高尔夫球、举重等运动项目都来源于我们古人的运动呢！

健身功法我来编

你可以综合考虑自己的健康状态、时间和环境等多种因素，来制订自己的健身计划，还可以选择太极拳、五禽戏等不同功法中你喜欢或者有特色的招数，设计出一套适合自己的健身功法。

我的健身计划

时间：

地点：

项目：

时长：

我创编的健身功法

我的健身功法名称：______________________

我的健身功法剪影

请在空白处贴照片或者手绘图。

争当运动小达人

踏着健康的节拍，扬起自信的笑脸。我们是运动小达人，用欢乐拥抱每一天。

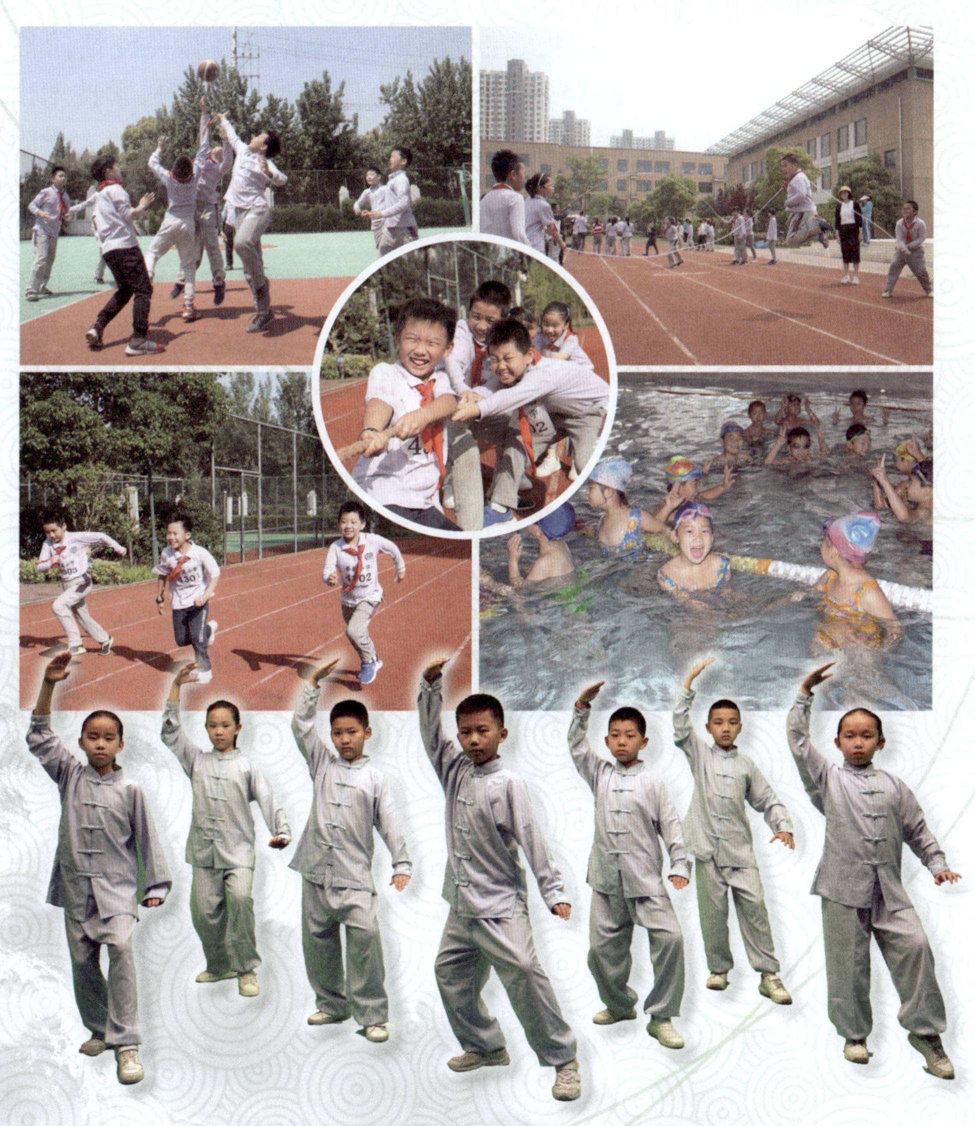

运动是循序渐进的，我们要量力而行、持之以恒。选择适合自己的运动，才是最好的锻炼方式。请根据自己的体质、健康等状况科学合理地进行锻炼吧！

后 记

2020 年 3 月，在我国取得抗击新冠肺炎疫情阶段性成果的形势鼓舞下，上海教育出版社、上海科学技术出版社、上海中医药大学中医药博物馆、上海中医药大学附属龙华医院联合启动了“小学生中医药传统文化教育系列读本”的编撰工程。

承担读本文字编写任务的团队都是近年来已经开设中医药课程或开展相关科技活动的学校和少科站教师，他们的加入为读本融入了鲜活的上海基础教育的先进理念和成功经验。来自上海中医药大学中医药博物馆和上海中医药大学附属龙华医院等单位的中医药专家，分别从不同的专业角度对读本的科学性进行严格把关。两家出版社的编辑团队，则承担了精心策划、编辑、设计和印制等任务。在各方共同的努力下，这套读本得以与广大读者见面，在此一并致以诚挚的谢意。

《强身有术》文字稿由上海中医药大学附属闵行蔷薇小学编写团队完成，上海市气功研究所的沈晓东医生承担了部分编写工作，上海中医药大学中医药博物馆王丽丽、杨澔天等专家给予了专业指导和支持，插图由上海市建筑工程学校徐文彦绘制，书中的照片由学校等单位提供。

“小学生中医药传统文化教育系列读本”编委会

2020 年 7 月